ENCYCLOPÉDIE
DES AIDE-MÉMOIRE
LÉAUTÉ
DIRECTEUR

ARMAND GAUTIER &

LA CHIMIE

DE LA

CELLULE VIVANTE

DEUXIÈME ÉDITION

MASSON ET Cie

GAUTHIER-VILLARS

ENCYCLOPÉDIE SCIENTIFIQUE

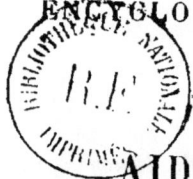

DES

AIDE-MÉMOIRE

PUBLIÉE

SOUS LA DIRECTION DE M. LÉAUTÉ, MEMBRE DE L'INSTITUT

Ce volume est une publication de l'encyclopédie scientifique des Aide-Mémoire : L. Isler, Secrétaire Général, 20, boulevard de Courcelles, Paris.

N° 99 A₂

ENCYCLOPÉDIE SCIENTIFIQUE DES AIDE-MÉMOIRE

PUBLIÉE SOUS LA DIRECTION

DE M. LÉAUTÉ, MEMBRE DE L'INSTITUT.

LA CHIMIE

DE LA

CELLULE VIVANTE

PAR

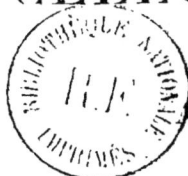

ARMAND GAUTIER

Membre de l'Institut
Professeur à la Faculté de Médecine de Paris

DEUXIÈME ÉDITION

PARIS

MASSON et Cie, ÉDITEURS,   GAUTHIER-VILLARS

LIBRAIRES DE L'ACADÉMIE DE MÉDECINE   IMPRIMEUR-ÉDITEUR

Boulevard Saint-Germain, 120 | Quai des Grands-Augustins, 55

PRÉFACE DE LA DEUXIÈME ÉDITION

—

Le public scientifique a fait bon accueil à ce petit Ouvrage : il a été traduit en Allemagne, et la deuxième édition suit de très près la première.

Dans cet exposé nouveau des mécanismes qui président au fonctionnement de la cellule vivante, j'ai voulu corroborer ma démonstration que, quoique les propriétés vitales de la cellule résultent de son organisation, les caractères spécifiques et les modes de réagir de son protoplasma dépendent avant tout de la nature et de la constitution moléculaire des principes chimiques élémentaires qui entrent dans sa structure. De sorte que les fonctions et variations de la cellule, et avec elle de l'être tout entier, sont liées aux fonctions et variations des principes immédiats qui les composent.

J'essaye, pour la première fois, dans cette nouvelle édition, d'éclairer, sinon d'expliquer entièrement, cette propriété essentielle du protoplasma vivant qui lui permet d'*assimiler* la matière nutritive ambiante. Enfin je confirme, par de nouvelles preuves, la démonstration du fonctionnement anaérobie de la cellule vivante où l'oxygène n'intervient que pour détruire, dans une phase ultérieure, les produits formés dans la phase primitive anaérobie.

Je compte sur l'avenir pour développer les conséquences physiologiques et cliniques de ces conceptions.

ARMAND GAUTIER.

Paris, décembre 1898.

INTRODUCTION

—

On a longtemps pensé que la plante et l'animal représentent deux organismes opposés : Avec de l'eau, de l'acide carbonique, des nitrates, des phosphates, principes saturés d'oxygène, la plante fabrique, par réduction, les matières organiques que l'animal brûle ensuite dans ses tissus grâce au mécanisme contraire de l'oxydation. Mais l'étude de la thermogénèse, de la respiration et de la nutrition des végétaux a montré que ceux-ci ont besoin de chaleur pour vivre et qu'ils sont, dans leurs tissus non chlorophylliens, le siège de phénomènes d'oxydation et de fermentation d'où résulte une série de produits saturés d'oxygène qu'ils excrètent à la façon des animaux.

Là ne se bornent pas les analogies. Enveloppé d'oxygène, intus et extra, l'organisme de l'animal nous apparaît comme le lieu de combustions graduelles et incessantes qui lui four-

*nissent la chaleur et la force. Formés de
cellules vivant en colonies, nos tissus comparés
aux végétaux unicellulaires les plus simples,
(moisissures, ferments ou bactéries) ont été
rapprochés de ceux de ces êtres qui, essentiellement aérobies, fonctionnent et se reproduisent
en détruisant par oxydation la matière organique. Mais, en 1881, j'ai montré, que cette
conception est trop absolue, et qu'en réalité
le fonctionnement de l'animal est partiellement anaérobie. J'établis dans cet Ouvrage
que la partie vraiment active et vivante de nos
cellules, le noyau et le protoplasma, fonctionne
à l'abri de l'oxygène, à la façon des microbes
anaérobies, et que ce n'est que secondairement,
à l'extérieur pour ainsi dire des parties actives
de la cellule et aux dépens surtout des produits du fonctionnement anaérobie de son protoplasma, que se passent les phénomènes de
combustion qui fournissent à l'animal la majeure partie de sa chaleur et de son énergie.
Grâce à leur ampleur et à leur éclat, ces
derniers phénomènes avaient seuls frappé
jusqu'ici les physiologistes.*

*Toutefois entre les êtres aérobies ou anaé-
robies monocellulaires et les cellules de l'animal existe une profonde différence qui empêche
un rapprochement trop étroit. Les moisissures,
ferments ou bactéries, avec des substances or-*

ganiques ternaires, des corps azotés très simples, quelques sels ammoniacaux et matières minérales, fabriquent ces substances albuminoïdes indispensables à tout protoplasma vivant et à la reproduction de cellules nouvelles. Les tissus animaux modifient ces matières albuminoïdes, ils les associent entre elles, les compliquent ou les simplifient, mais ils ne sauraient les construire de toute pièce.

L'animal se rapproche de la plante en ce qu'il brûle comme elle, mais plus activement qu'elle, les produits formés dans ses cellules; comme la plante aussi il tire une partie de sa chaleur de simples dédoublements fermentatifs. Il en diffère en ce qu'il ne peut former de la matière organique combustible avec des principes tombés dans l'inertie chimique.

Il se rapproche des êtres unicellulaires aérobies en ce que, comme chez ceux-ci, la majeure partie de son énergie a pour origine les phénomènes de combustion provoqués par l'oxygène qu'il absorbe; il se rapproche des anaérobies en ce que, dans la profondeur de ses cellules, les transformations du protoplasma se produisent à l'abri de l'air, en milieu réducteur. Mais les cellules des tissus animaux diffèrent profondément des microbes en ce qu'elles ne sauraient produire les matières albuminoïdes que forment les êtres monocellulaires, *c'est-à-dire les substances actives, fondamentales, sans lesquelles il ne peut exister de cellule vivante.*

C'est la preuve et le développement de ces propositions qui font le sujet de ce petit Ouvrage.

CHAPITRE PREMIER

—

L'ORGANISATION — LA CELLULE VIVANTE

L'être vivant. L'organisation. — Les êtres vivants transforment, sans repos, la matière dont ils se nourrissent et tirent de ces transformations l'énergie nécessaire à leur fonctionnement. Ils sont organisés, c'est-à-dire formés par l'association de parties non homogènes, plasmas, cellules ou tissus, reliées entre elles suivant un plan défini et concourant à un but commun : la conservation et la vie de l'être tout entier.

La nature intime de cette organisation nous échappe, aussi bien que le mécanisme qui fait que, dans un être complet, un animal par exemple, la vie de chaque cellule, de chaque tissu, de chaque organe concourt à la vie générale. Nous savons cependant aujourd'hui, par les travaux des cytologues, que chaque cellule de l'être vivant provient, par une suite continue de dédoublements réguliers, d'une cellule génératrice initiale produite par la fusion des cellules mâle et femelle des deux générateurs, et qu'elle contient en elle *une partie minime de la substance même de chacune de ces deux cellules primitives.* Vivifiée par cette portion de matière génératrice qui vient apporter, pour ainsi dire l'embryon des substances spécifiques fondamentales et des formes structurales matérielles des ascendants, chaque cellule fonctionne pour son compte ; mais nous ignorons les relations qui lient chacun des modes de fonctionnement à l'organisation qui caractérise chaque sorte de matière vivante.

Toutefois, relativement à cette partie du mystérieux problème, on peut tirer quelques éclaircissements des considérations qui, en chimie générale, permettent de relier la constitution des molécules aux *fonctions* dont elles sont le siège. Tout édifice chimique, toute espèce définie, est formée d'atomes qui, par leur nature, et mieux encore, par leur arrangement, impriment à la molécule tout entière, ou à quelques-unes de ses parties, des propriétés particulières, un mode de fonctionnement spécifique. Prenons la leucine comme exemple. Dans cette substance, dont la synthèse et les dédoublements établissent la constitution classique :

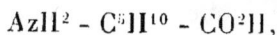

$$AzH^2 - C^5H^{10} - CO^2H,$$

le groupe d'atomes central C^5H^{10} est uni, d'une part, à l'amidogène AzH^2, de l'autre, au carboxyle CO^2H. Or, une multitude d'observations nous ont appris que chaque fois que, dans une molécule, ce radical AzH² existe, directement lié à un groupe hydrocarboné, il imprime à la molécule l'aptitude à s'unir aux acides pour former des sels. D'autre part, on a remarqué aussi que le groupement CO²H, dès qu'il fait partie d'un édifice chimique, lui confère la propriété de s'unir aux bases. Ces deux aptitudes opposées, ces deux *fonctions*, la fonction *amine* ou alcaline et la fonction *acide*, quoique différentes et même contraires, appartiennent donc l'une et l'autre et à la fois, à la leucine, et chacune de ces fonctions dissemblables possède dans cette substance son organe propre, à savoir le radical spécifique AzH² apportant la fonction basique, et le groupement CO²H qui introduit la fonction acide ; ces deux fonctions différentes et même contraires coexistent à la fois, sans se confondre, dans cette molécule de leucine.

Le mode de réagir, de fonctionner de la molécule chimique, c'est-à-dire sa façon d'influencer la matière ambiante et d'être influencée par elle, est donc corrélatif de son *organisation chimique*, car ce que nous venons de dire de la leucine se dirait de même de toute autre substance. Les divers modes suivant lesquels chaque molécule définie nous dévoile son activité dépendent, en effet, comme on l'a surabondamment établi, de ces parties spécifiques, *amidogène,*

carboxyle, oxhydrile, carbonyle, sulfuryle, etc.,
dont elle est construite, et des relations de ces
mêmes parties avec le reste de l'édifice. En un
mot, chacun de ces groupes ou radicaux, que le
chimiste peut d'ailleurs greffer, transporter d'un
être chimique à l'autre, sont les *organes élémentaires* de cet organisme déjà complexe, la molécule.

Remarquons maintenant que, chez tous les
êtres vivants, depuis les plus simples, construits
d'un amas informe de matière organisée, jusqu'aux plus compliqués qui présentent une multitude de cellules différenciées concourant à un
but commun, les organes vraiment agissants et
spécifiques, le protoplasma et le noyau, sont essentiellement formées de matières albuminoïdes.
Or, celles-ci sont les plus compliquées des
matières chimiques connues, celles dont le
poids moléculaire est le plus élevé, les éléments
les plus nombreux, les groupes radicaux les plus
multipliés; celles aussi qui sont les plus instables, que la chaleur, les sels, les réactifs les
plus faibles, modifient le plus aisément; celles,
par conséquent, où les arrangements atomiques
spécifiques sont les plus nombreux et les plus
délicats. On comprend donc, *a priori*, d'après les
considérations précédentes, que l'organisation
purement chimique de ces matières albuminoïdes comporte un ensemble de *fonctions molé-*

culaires multipliées, très délicates, c'est-à-dire une aptitude à réagir d'après des modes très différents suivant qu'interviennent tels ou tels agents chimiques ou physiques. Cette aptitude, rapprochée de la constatation que les substances albuminoïdes forment toujours la trame agissante de chaque cellule, suffit à expliquer la délicatesse et la multiplicité des réactions provoquées dans le protoplasma vivant par les agents physiques ou chimiques les plus divers.

Les fonctions du protoplasma sont-elles simplement la conséquence et comme la somme des fonctions chimiques propres aux albuminoïdes et autres substances dont il est construit ? Nous nous garderons d'aller si loin ; mais on entrevoit ici comment le fonctionnement de la cellule est lié à celui de ses molécules intégrantes fondamentales et comment l'organisation physico-chimique du protoplasma influe sur son fontionnement général en vertu de cette loi qui veut que le mode de fonctionnement dérive du mode d'organisation.

Ajoutons que le protoplasma cellulaire n'est pas formé de matières albuminoïdes sèches, mais qu'elles y sont faiblement unies à une grande masse d'eau (75 pour cent environ) et à des matières salines diverses. De là des conséquences très importantes au point de vue du mode de réagir de ces albuminoïdes. On sait que les moindres proportions de matières salines, leurs moindres

variations, peuvent modifier très profondément
les caractères des corps protéiques. Privée d'une
très faible quantité de sels de chaux, la fibrine
du sang n'est plus coagulable ; additionnée
après coagulation d'une solution de sel marin,
elle se dissout, ce sel déplaçant le phosphate de
chaux dans cette substance et changeant ainsi la
fibrine en une matière nouvelle que la chaleur
coagule, et qui a presque toutes les propriétés
du fibrinogène. Diluée dans dix fois son volume
d'eau, l'albumine de l'œuf elle-même n'est pour
ainsi dire plus coagulable à 100° ; si l'on filtre
cette solution albumineuse et si on l'évapore
dans le vide à froid, elle donne par concentration
une liqueur épaisse que l'acide acétique précipite
à la façon de la caséine. Tous ces faits et bien
d'autres, tels que l'insolubilisation de l'albumine
d'œuf acquise sous l'influence d'une chaleur
modérée ou du simple choc, même dans le vide
ou dans les gaz inertes (Melsens), nous montrent, d'une part, l'extrême instabilité des matières protéiques, de l'autre, l'influence que de
très petites proportions de substances minérales,
et probablement organiques, ont sur la constitution et les propriétés de ces corps, par conséquent sur leurs réactions, leur sensibilité à
l'action des divers agents, leur dialysabilité,
leur solubilité, leur mode de s'agréger ou de
s'unir entre elles et aux autres substances.

Les variations elles-mêmes de l'eau ambiante
dans laquelle ces substances sont suspendues ou
dissoutes au sein des tissus, interviennent encore pour modifier l'état des sels qui, dans le
protoplasma de la cellule, entrent en conflit avec
les matières albuminoïdes et qui peuvent les modifier si profondément (Voir mon Cours de
Chimie. 2e édition, t. III, p. 722 et 732).

L'organisation figurée, l'organisation sensible
au microscope ou placée sur la limite de la visi-
bilité, est, à son tour, la cause de réactions très
importantes qui concourent au fonctionnement,
et mettent en jeu, suivant un ordre et dans des
conditions déterminées, les aptitudes chimiques
des diverses parties constitutives de la cellule.
Mais pour aborder l'étude détaillée des phénomènes chimico-physiques qui s'y passent, il est
nécessaire que nous nous fassions d'abord une
idée précise de la structure de cet organisme
élémentaire fondamental qui, diversement asso-
cié à des cellules identiques ou différentes, forme
l'individu tout entier.

La cellule. — Je décrirai surtout ici la cellule
type, celle de l'embryon ou du prothalle végétal,
par exemple, avant qu'il ne s'y soit produit au-
spécialisation sensible.

Cette cellule est généralement formée d'une
enveloppe de matière protéique, chez l'animal,
cellulosique chez la plante, contenant une masse

diffluente, semi-solide, le protoplasma, et un noyau qui occupe souvent le centre de la cellule (*fig.* 1).

La masse protoplasmique est constituée par une matière finement granuleuse, de nature essentiellement albuminoïde, hyaline, molle mais non liquide, contractile, remplissant quelquefois la totalité des jeunes cellules, mais le plus souvent condensée autour du noyau, et formant aussi comme une sorte de tapis placé contre la paroi interne de l'enveloppe cellulaire. Un réseau plus ou moins fin, et variable d'aspect, d'un instant à l'autre, de trabécules protoplasmiques se croisant en divers sens, unit les parties centrales et périphériques du protoplasma.

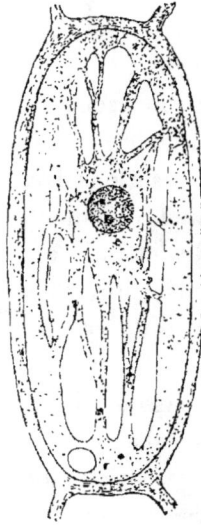

Fig. 1
Cellule végétale d'un poil de *tradescantia*, montrant les trabécules protoplasmiques, les vacuoles et le noyau de la cellule.

Sous les influences les plus diverses : humidité ou sécheresse, présence de certains sels, arrivée de l'oxygène, action de la lumière, de l'électricité, incitations mécaniques, modifications chimiques de toute sorte, du milieu ambiant, etc., le protoplasma change lentement de forme à la façon de ces êtres inférieurs,

les amibes, qui ne sont en réalité que du protoplasma nu (¹). Il rétracte ses filaments, en émet
de nouveaux, se condense autour du noyau, se
creuse de vacuoles, etc. Dans la masse protoplasmique, on voit, en même temps, à l'intérieur de
ses tractus, les granulations se déplacer plus ou
moins rapidement. En un mot, le protoplasma
est le siège de mouvements incessants et d'une
véritable circulation. Il semble qu'il est formé,
comme le pense Heitzmann, par un très fin réseau de filaments contractiles à travers lesquels
circule un liquide entrainant des corps granuleux, eux-mêmes de nature spécifique, ainsi
qu'on le verra.

Dans les cellules de la plante où ces phénomènes sont plus faciles à suivre, on voit dans la
masse protoplasmique se produire des vacuoles
(fig. 1) contenant une liqueur presque trans-
parente et toujours acide alors que la masse
protoplasmique est légèrement alcaline. Ces
vacuoles, limitées par le fin réseau contractile des
filaments protoplasmiques, doivent à cette structure leur forme changeante et les mouvements
continus de pulsation ou de vibration qu'on y

(¹) Cette contraction amiboïde de la cellule a été directement démontrée pour les prolongements protoplasmiques des cellules nerveuses par M. Demoor et
Mlle Stefanowska. Il était bien connu pour les cellules lymphatiques et les cellules migratrices du tissu
cellulaire.

remarque. C'est dans ces vacuoles, souvent très grandes chez le végétal, que s'emmagasinent, comme par une sorte de sécrétion de la masse protoplasmique qui les délimite, les acides, les sels, les alcaloïdes, les matières colorantes ou extractives, les sucres, les graisses, les diastases produites par la cellule, ainsi qu'une très faible proportion d'albuminoïdes mal connus. Chez l'animal, c'est aussi hors des mailles du réseau protoplasmique et, pour ainsi dire à côté de ces parties agissantes, dans des vacuoles assez étroites que M. Ranvier a découvertes dans les cellules animales (il les a décrites spécialement dans les cellules mucigènes et dans les cellules granuleuses spéciales des séreuses) qu'apparaissent l'eau, l'acide carbonique, les acides gras, l'urée, l'acide urique et les uréides, les diastases, les graisses, les pigments, la chromatine, les sels, etc. Ces substances sont les produits d'une sorte de sécrétion qui les accumule dans les vacuoles. En se déplaçant au sein de la cellule, suivant les variations de forme du protoplasma, on voit, dans certains cas, ces poches protoplasmiques laisser échapper, hors de la cellule même, les *produits* élaborés par elle.

Parmi les *granulations* du protoplasma, un grand nombre sont certainement spécifiques, et douées d'une organisation propre. A celles-ci l'on a donné divers noms ; nous garderons celui de

plastides. La spécificité de leur fonctionnement
est le signe de leur organisation spécifique. Chez
le végétal, dans les cellules de la feuille, sous l'influence de la lumière certaines de ces granulations se chargent de chlorophylle et constituent
dès lors le grain chlorophyllien apte à décom-
poser le système $CO^2 + H^2O$ apporté par la sève ;
elles en dégagent une molécule d'oxygène O^2 en
laissant en place le groupement CH^2O, ou aldéhyde formique naissante, d'où dériveront les
sucres. D'autres plastides sécrètent, pour ainsi
dire, la matière amylacée qui, reçue peut-être à
l'état de sucre, se déshydrate dans la granulation
amylogène et vient sourdre à sa surface sous
forme de couches successives qui, s'emboîtant
l'une l'autre, forment peu à peu le grain d'amidon (^{1}). D'autres, dans le globule blanc ou
la cellule vasoformatrice de Ranvier, ou bien
dans les cellules rouges de la moelle des os et de
la rate, produisent ces petits amas de matières
albuminoïdes spéciales qui viennent bourgeonner
à la surface de la cellule, s'en détachent bientôt
et, se chargeant d'hémoglobine, constituent l'hématoblaste puis le globule rouge du sang.

Dans une même cellule, ces plastides ou granulations spécifiques peuvent être, et sont le

---

(^{1}) Une fois que ce grain est formé, la granulation
spécifique qui l'a produit s'atrophie et disparaît.

souvent, de nature diverse. C'est ainsi que, dans
la cellule du tissu conjonctif, certains plastides
sont aptes à produire la graisse, et s'ils sont
les plus nombreux ou les plus actifs, ils transforment bientôt le tissu conjonctif en tissu
adipeux ; dans ces mêmes cellules, d'autres granulations forment les lamelles ou fibrilles conjonctives ; d'autres, le tissu élastique. Ainsi apparaissent les divers éléments histologiques issus
de toute cellule incomplètement différenciée.
Mais, par le simple jeu de l'incessante reproduction des cellules d'un même être à partir des
cellules embryonnaires primitives, la séparation
complète de chaque espèce de plastides, de chaque sorte de granulations spécifiques primitivement contenues dans une même cellule em-
bryonnaire peut finir par se produire, et nous
voyons souvent, en effet, dans les cellules de
l'être entièrement développé, la différenciation
devenir complète. C'est ainsi que, dans certaines
cellules des crucifères et des caparidées, il ne se
fait plus que de la myrosine, ferment spécifique
apte à dédoubler le myronate de potasse en essence
de moutarde et produits divers (Guignard); que
dans les cellules centrales des glandes à suc gas-
trique, il ne se fait que de la pepsine ; qu'il se
produit surtout de l'acide chlorhydrique dans
les cellules pariétales de ces mêmes glandes ; que
les cellules musculaires ne forment que la ma-

tière contractile de la fibre musculaire ; que les
plastides de la cellule nerveuse sécrètent uniquement la matière du cylinder axis, la myéline
étant produite à son tour par des cellules différentes emboîtant la partie centrale du conduc-
teur nerveux.

Ces granulations ou plastides sont donc les
agents spécifiques de la cellule, mélangés dans
celle de l'embryon, séparés et homogènes dans
les cellules entièrement spécialisées. Elles sont
chargées de produire, chacune suivant son espèce,
des êtres chimiques nouveaux, quelquefois de
véritables organismes spécifiques, comme le globule sanguin, la fibre contractile, la fibrille
connective, le cylinder-axis, etc.

On verra que le fonctionnement de ces organismes figurés élémentaires, de ces plastides
spécifiques, est lié à la vie générale de la cellule
et reçoit les incitations de son noyau (¹). Est-ce
grâce à l'ordre de ces incitations intermittentes
que ces granulations, après avoir sécrété leurs
matières spécifiques, peuvent ensuite les orga-

(¹) On voit la différence entre cette conception du
plastide et celle du *mycrozyma* qui serait doué d'une
vie propre et de l'aptitude à s'agréger en microbes et
à se développer d'une façon indépendante. Il convient
de reconnaître toutefois que M. A. Béchamp, auteur
de cette théorie du mycrozyma a eu, le premier, le mérite d'appeler, depuis longtemps, l'attention sur le rôle
spécifique important des granulations protoplasmiques.

niser, comme elles le font à un faible degré pour
le granule d'amidon, et à un degré plus élevé
pour le cylinder-axis, la fibre musculaire striée
ou l'hématie? Nous ne pourrions, à cette heure,
faire sur ce point que des hypothèses. Rap-
pelons cependant que, dans les cellules végétales où ces phénomènes ont été le mieux étudiés, les vacuoles et, par conséquent les fibrilles
du protoplasma qui les enserrent et qui mettent
les granulations en rapport avec le noyau, sont
le siège de mouvements de pulsations ou de vi-
brations qui sont peut-être le signe des incitations
ordonnées et intermittentes du noyau lui-même.

Ce noyau, unique ou multiple, existe au
centre du protoplasma
(fig. 2), quelquefois sur
ses parties latérales.
Véritable petite cellule
incluse dans la grande,
muni d'une membrane
hyaline propre qu'en-
serre le protoplasma,
le noyau contient un
suc presque transpa-

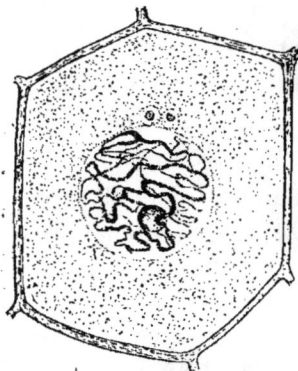

Fig. 2. — Cellule végétale au
repos avec son noyau central et
ses filaments chromatiques enchevêtrés.

rent, à peine granuleux
(suc nucléaire) qui est
alcalin. L'une de ses
granulations, la plus visible, le nucléole, est
douée, pense-t-on, de mouvements amiboïdes.

Mais ce qui caractérise surtout le noyau c'est que, dans chaque espèce d'être, animal ou végétal (au moins dans tous les cas qu'on a examinées jusqu'ici), chaque cellule, quelle que soit sa nature, contient un même nombre de filaments presque transparents, indépendants quoique enchevêtrés les uns dans les autres en une sorte de pelote inextricable durant le temps dit de *repos* où la jeune cellule se développe pour arriver peu à peu à l'état adulte. Ces filaments qu'on nomme *filaments chromatiques* (*fig.* 3) consistent en un substratum semi-solide, transparent, contenant des corpuscules ou corps discoïdes, régulièrement espacés, formés de matières spécifiques, phosphorées et albuminoïdes, les *nucléoalbumines*, substances acides si l'on en juge du moins par la propriété qu'elles possèdent de fixer facilement les colorants basiques entre autres la safranine alcaloïde coloré dérivé de la toluidine. Chacun de ces corpuscules discoïdes est séparé du voisin par la matière hyaline (*hyaloplasma*) du filament chromatique. Cette constitution rappelle un peu celle d'une pile de Volta ou d'une fibre musculaire striée.

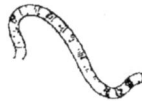

Fig. 3.
Détail d'un filament chromatique très grossi.

Les modifications et excitations du noyau, qu'elles soient chimiques, physiques ou vitales, sont certainement en relation avec celles du

protoplasma. Lorsque la cellule, suffisamment
nourrie et devenue adulte, entre dans la série
des phases d'évolution d'où résultera sa séparation en deux cellules nouvelles, on voit apparaître d'abord hors du noyau, dans le protoplasma, et généralement placées sur un même
diamètre, deux granulations plus remarquables,
véritables foyers vers lesquels semblent rayon-
ner les filaments protoplasmiques, comme si
les mailles de leur filet, gorgées de sucs, se ten-
daient régulièrement et montraient dès lors leur
disposition de fibrilles attachées à ces deux pôles
de la cellule. C'est à ces points rayonnants qu'on
donne le nom d'*asters*
(*fig.* 4). En même temps
qu'ils se montrent, l'en-
veloppe hyaline propre
du noyau disparaît et
les asters envoient l'un
vers l'autre des pro-
longements filamenteux
(*filaments* dits *achro-
matiques*), qui forment
une sorte de fuseau tra-
versant la cellule sui-
vant un diamètre et réu-
nissant les deux asters.

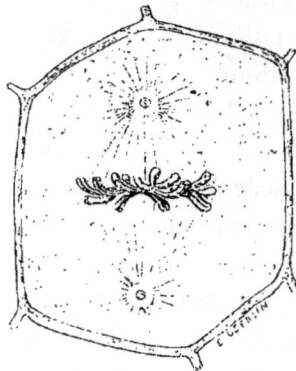

Fig. 4. — Cellule végétale avec
ses asters rayonnants et ses
filaments chromatiques attachés
au fuseau des asters, et commen-
çant à se subdiviser dans le sens
de leur longueur.

À ce moment, les filaments chromatiques du
noyau se sont contractés sur eux-mêmes ;

leurs disques de nucléine se sont rapprochés en
faisant disparaître les parties claires, l'hyaloplasma qui les séparait. On peut alors voir que
chacun de ces filaments chromatiques est attaché
par sa tête à l'un des filets du fuseau émis par
les asters ; ces filaments sont comme turgescents
et disposés dans un plan perpendiculaire à l'axe
du fuseau (*fig.* 4). Ainsi contractés et séparés
les uns des autres, on peut les compter assez
aisément. Peu après, les *filaments chromatiques contractés* se dédoublent parallèlement
à leur longueur et cha-
que moitié se sépare,
lentement attirée vers
chacun des asters par la
fibrille du fuseau astérien
auquel elle est attachée,
celle ci entraînant chaque
moitié du filament chro-
matique ainsi dédoublé.
En même temps, la cellule
se rétracte en son milieu ;
les linéaments d'une pa-
roi nouvelle s'y dessinent
(*fig.* 5) et bientôt se dis-
tinguent deux cellules-
filles munies chacune

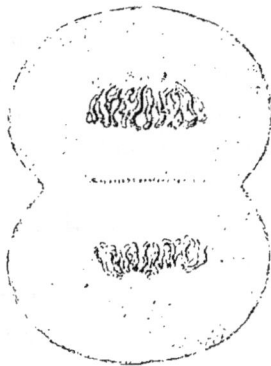

Fig 5. — Cellule animale en
train de se dédoubler en
deux cellules-filles avec un
commencement de paroi nouvelle traversant le fuseau
auquel on voit encore attachés les filaments chromatiques dédoublés de l'ancien
noyau.

d'un noyau dont les filaments chromatiques ont
été empruntés à la cellule-mère et sont en même

nombre que dans celle-ci, chaque cellule de nouvelle formation emportant avec elle la moitié de
la masse protoplasmique de la cellule primitive.

Et comme, depuis la première cellule fécondée
résultant de la fusion de l'ovule femelle avec la
cellule génératrice mâle, la même subdivision
s'est produite de cellule en cellule et par le
même mécanisme, on voit, comme nous le disions plus haut, que *chaque cellule de l'être
complet, quelle que soit sa nature spéciale,
contient une partie de la substance même des
générateurs,* une partie si petite qu'elle soit de
la matière organisée de leurs deux protoplasmas
et de leurs deux noyaux.

Bien mieux, lorsque, grâce au dédoublement
d'une cellule-adulte, deux cellules-filles se sont
produites, celles-ci restent en relation immédiate
par une série de filaments protoplasmiques très
minces qui traversent leurs parois (*Protoplasma
Verbindungen*), de telle sorte qu'un véritable
réseau protoplasmique général très subtil réunit
une immense quantité de cellules, sinon toutes
les cellules d'un même être. Ces faits bien établis aujourd'hui pour les végétaux, ont été
discernés depuis longtemps par M. Ranvier
chez les animaux, pour les cellules endothéliales
et pour celles du corps muqueux de Malpighi en
particulier.

Le noyau est le centre directeur qui com-

mande à la cellule tout entière et qui fait con-
corder vers un but commun l'ensemble des actes
physico-chimiques dont elle est le siège. En effet,
si une cellule a été séparée mécaniquement en
deux portions dont l'une contient le noyau et
l'autre le protoplasma, fût-il presque tout entier (¹), on observe sur ces deux parties des phénomènes consécutifs fort différents, ainsi que
l'ont établi les travaux de Nusbaum, Gruber,
Balbiani, etc. Que l'on divise en deux parts,
un stentor, infusoire cilié formé d'une seule
cellule, le morceau contenant le noyau reproduira
la cellule tout entière. La portion résiduelle formée par le protoplasma privé de noyau, con-
tinuera quelque temps à vivre, modifiant un peu
sa forme, produisant même les substances chimiques qui dérivent de son fonctionnement,
puis elle dépérira et disparaîtra peu à peu sans
jamais reproduire la cellule primitive (²).

Les cellules des grands animaux se compor-

(¹) Certains organismes inférieurs assez gros, tels
que les *stentors*, sont formés d'une seule cellule à plusieurs noyaux. On peut s'arranger pour couper en deux
ces petits êtres au moment où leurs noyaux sont réunis
en une même masse ; on sépare ainsi la cellule en deux
parts dont l'une contient les noyaux, l'autre la presque
totalité du protoplasma. (Voir à ce sujet : HENNEGUY,
Revue générale des sciences, 15 octobre 1893, p. 758).

(²) On a même établi dernièrement que, sous l'influence de l'excitation de la liqueur mâle, le protoplasma
de la cellule femelle, privée artificiellement de son

tent de même : La cellule nerveuse formée d'un
noyau autour duquel s'agglomère un protoplasma propre, donne naissance à un ou plusieurs cylinder-axis. Vient-on à couper cette fibre
nerveuse, toute la partie périphérique séparée
du noyau meurt rapidement, puis est résorbée;
au contraire, la partie centrale de la fibre, *celle
qui est restée en connexion avec le noyau*, con-
tinuant à s'accroître, reproduit la cellule primitive complète, avec son cylinder-axis reformé
jusqu'à ses plus lointaines terminaisons.

Végétale ou animale, la cellule est donc constituée par deux parties distinctes ; le noyau,
préside à l'harmonie des fonctions de la cellule,
en particulier à l'ordre des fonctions de nutrition
d'où résultent la vie et la reproduction normales
de cet organisme. Il dirige vers un but commun, à savoir la conservation de la cellule, les
activités du protoplasma. Celui-ci est chargé de
travailler, de modifier la matière ambiante par ces
petits organismes, les plastides, qui sécrètent
les diastases, le chlorophylle, les graisses, qui
forment et organisent la matière contractile ou
nerveuse, l'hématoblaste, le grain d'amidon, etc.

Comment ce protoplasma arrive-t-il à modifier
spécifiquement la matière inerte ? Quels rapports

---

noyau, ébauche un commencement de développement,
de cloisonnement, mais qui avorte bientôt.

existent entre son organisation complexe et ses
fonctions ? Il est difficile de le préciser. Nous
remarquerons seulement que les protoplasmas
sont formés de parties dissemblables, de substances liquides contenues dans une trame fibril-
laire, et qu'en vertu du principe de l'électrotonus
capillaire, chaque fois que de tels agencements
viennent à changer de forme, apparaissent les
phénomènes électriques. Ces masses protoplasmiques non homogènes, dès qu'elles se défor-
ment deviennent des sources d'électricité à faible
tension. Il est très probable que l'énergie ainsi
produite au sein de la cellule, est l'une des
causes directes de ces réactions, dites vitales,
nées dans les protoplasmas albumineux, et l'on
voit ici, par l'origine de cette énergie issue des
déformations du protoplasma, comment ces
réactions sont en rapport avec l'organisation
physique de la cellule. Ces mouvements ou déformations du protoplasma transmettent aux
granulations spécifiques, aux organites de la
cellule, l'énergie grâce à laquelle celles-ci enri-
chissent le suc des vacuoles cellulaires des matériaux résultant de ces réactions, et font naître
les produits spécifiques qui prennent naissance
en chaque cas.

Considérons maintenant l'économie tout entière, un être vivant complet, un animal, par
exemple. Il est formé d'organes et ceux-ci de

tissus eux-mêmes constitués chacun par une
ou plusieurs espèces de cellules plus ou moins
différenciées, vivant de leur vie autonome mais
concourant toutes, par l'intermédiaire des excitations qu'envoient le cerveau et la moelle ou
qui cheminent de cellule en cellule grâce à leurs
connexions protoplasmatiques, à la nutrition et
à la conservation de l'être tout entier. N'est-ce
point là l'image, et comme l'agrandissement de ce
qui se passe dans chacune des cellules que nous
venons de décrire, où sous l'incitation du noyau,
le travail du protoplasma et de ses plastides
s'harmonise et concourt à la conservation et à
la reproduction de la cellule tout entière? Et
puisque les choses sont ainsi comparables, comment se soustraire à cette conclusion qu'à la
façon des organes spéciaux de l'animal complet
auxquels elles correspondent, ces plastides cellulaires qui modifient la matière chacune à
leur façon, jouissent aussi d'une organisation
propre. La spécificité de leurs produits nous
révèle la spécificité de leur fonctionnement et de
leur organisation, quoique celle-ci échappe encore au microscope. Mais cette organisation de
la matière vivante, nous devons la poursuivre
plus loin encore, par la pensée, jusque dans les
principes définis eux-mêmes qui entrent dans la
structure de ces plastides dont les molécules
chimiques spécifiques sont, en définitive, les

derniers rouages. C'est ainsi que nous arrivons à reconnaître que l'organisation de la cellule vivante n'est qu'un état plus élevé et plus complexe de l'organisation chimique des principes composant le protoplasma, principes dont la structure nous est révélée par l'ensemble de leurs délicates et multiples réactions.

Mais si nous saisissons ainsi, quoique encore bien imparfaitement, les relations qui lient l'organisation de la cellule et ses fonctions spécifiques à celles de ses molécules chimiques constitutives elles-mêmes, nous n'en ignorons pas moins le secret de la vie. Son mystère consiste dans cet ordre surprenant qui veut que chaque cellule utilise les matériaux qu'elle produit pour se développer, d'après un plan constant, suivant les formes et les lois de son espèce et qu'elle concourre harmonieusement à la conservation et à la reproduction de l'être tout entier. C'est l'harmonie de ce plan que nous avons attribuée à l'organisation, à la structure physique à peu près invisible du protoplasma et du noyau, et au mode de connexion de chaque cellule avec toutes les autres.

CHAPITRE II

—

FONCTIONNEMENT DES ORGANISMES INFÉRIEURS
MOISISSURES, FERMENTS ET BACTÉRIES
VIE AÉROBIE ET ANAÉROBIE

Ainsi que nous venons de le dire, chez l'être vivant chaque cellule jouit de sa vie propre, mais contribue aussi à la vie d'ensemble et peut se nourrir de produits élaborés par des cellules différentes. C'est là ce qui fait la complication du problème de la vie animale et ce qui nous amène à l'aborder indirectement en étudiant d'abord ce qui se passe chez des êtres moins complexes, les moisissures et les schizomycètes.

L'animal se développe et se reproduit, suivant le cycle répondant à son organisation, grâce à une dépense incessante d'*énergie* qui, de potentielle qu'elle est dans les aliments ingérés, passe à l'état efficace et sensible dans les tissus en fonctionnement. On sait que l'on applique aujourd'hui ce nom d'*énergie potentielle* à l'état de la matière, quel qu'il soit, qui fait qu'elle est apte, sous des influences diverses, à produire du

travail, de la chaleur, de la lumière, de l'électricité, des phénomènes chimiques, etc., chacune
de ces formes de l'énergie sensible apparaissant
en même temps que l'énergie en puissance d'être,
ou *potentiel*, disparaît proportionnellement.

Plus chaud que le milieu ambiant, l'animal se
refroidirait si, sans cesse, il ne disposait d'une
source efficace de chaleur grâce à la réalisation
de l'énergie latente dont il dispose. Il périrait
d'inanition, si, faute de mobilité, il ne pouvait se
procurer des aliments et cette mobilité vient à
son tour de la même origine, l'énergie potentielle des aliments. Mais il ne faudrait pas
penser que légèrement modifiés, solubilisés
pour ainsi dire par la digestion, ces aliments,
après avoir pénétré dans le sang qui les porte
aux divers organes, cèdent peu à peu aux tissus
leur chaleur latente à mesure que, dans telle ou
telle cellule, ils sont brûlés par l'oxygène qui
les transforme en produits inertes, eau, acide
carbonique, urée, acides sulfurique et phosphorique, ou tout autres substances résiduelles désormais inutiles et destinés à être excrétées.
Voir les choses sous cette forme simplifiée serait
se contenter d'une explication insuffisante ou
inexacte, et s'exposer à une suite de déductions
physiologiques erronées.

Les principes définis qui préexistent dans
nos aliments ne sont généralement pas ceux qui

doivent faire partie intégrante des organes ou du sang. Pour que la graisse et la chair d'un bœuf deviennent de la graisse et de la chair humaines, il faut que les matières qui les forment passent par une suite de dédoublements et de transformations qui les modifient souvent très profondément comme nous le verrons. Avant de se fixer dans les tissus où ils atteindront leur forme définitive, il faut que les principes alimentaires subissent le travail de cellules spéciales ou de ferments spécifiques, et ce n'est qu'après cette série de transformations, cette *assimilation*, qu'ils seront utilisés par chaque cellule spéciale et soumis, lorsqu'il le faudra, à l'action de ferments nouveaux qui, les dédoublant, provoquant leur hydratation, leur oxydation, etc., feront dès lors bénéficier la cellule, et l'organisme tout entier, de l'énergie que ces matières contenaient à l'état de puissance. Cette énergie jusque-là potentielle apparaît alors sous forme de chaleur, de réactions chimiques, de travail mécanique, d'actes de synthèse ; elle permet à l'animal de continuer à fonctionner et à vivre.

Le problème du fonctionnement animal est donc très complexe. Avant d'aborder l'étude de ces transformations graduelles subies par la matière alimentaire initiale successivement *travaillée* par les ferments ou par les cellules de l'économie, il convient de simplifier le sujet en examinant tout d'abord avec attention ce qui se passe chez ces êtres inférieurs unicellulaires, formés d'une seule espèce de cellules, pouvant vivre chacune librement en dehors de toute influence étrangère et dans des conditions faciles à étudier. Chez ces microbes que nous savons cultiver *in vitro*, moisissures, levures, microcoques, bactéries, etc., vivant chacun à part, l'analyse des conditions de leurs divers modes de fonctionnement va devenir relativement simple, et éclairer d'un jour tout nouveau le problème complexe de l'assimilation et de la désassimilation animales.

Les cellules-ferments; les microbes. — Dans une large fiole à fond plat, introduisons un liquide alcoolique contenant en dissolution les sels et autres matières reconnues propres à fournir des éléments minéraux et organiques indispensables suffisants aux êtres inférieurs. Pour le *mycodermés aceti*, que nous allons examiner d'abord, le milieu de culture le plus convenable sera le suivant :

Eau de levure bouillie . . .	100	parties
Acide acétique cristallisable .	1,6	//
Alcool	4	//

Prenons, d'autre part, à l'extrémité d'un fil de platine préalablement flambé, et à la surface de la liqueur, une goutte de vin spontanément aigri à l'air et transportons-la sur le liquide de cul-

ture précédent; fermons enfin notre fiole avec
un bouchon portant un tube recourbé plongeant
dans une cuvette à mercure, puis abandonnons
le tout à 25 ou 30°. Au bout de peu de jours,
un voile blanchâtre se sera formé à la surface de
la liqueur, en même temps que le mercure aura
monté dans le tube latéral, indiquant ainsi qu'un
vide partiel s'est produit dans la fiole et qu'une
partie de l'air a été absorbée. Si, quand cette
absorption sera devenue maximum, nous examinons la nature des gaz résiduels, nous trouverons que l'oxygène a complètement disparu et
que l'azote seul persiste, mélangé à 1 ou 1,5 °/₀
d'acide carbonique. Nous constaterons aussi que
l'alcool a notablement diminué dans la liqueur ;
Il s'est oxydé, transformé en acide acétique qu'accompagnent des traces d'aldéhyde et d'acide succinique. L'acide acétique formé, et les quelques
produits secondaires qui l'accompagnent, ne correspondent pourtant pas à la totalité de l'alcool
disparu. Une partie de cette substance a été utilisée pour construire de la matière organisée
qui entre dans la constitution du petit être qui
vit et pullule à la surface du liquide où il
forme un voile blanchâtre que le microscope nous
montre constitué par des milliards de cellules
en train de se reproduire.

Si nous examinons, en effet, le vin aigri qui
nous a fourni la semence ou le voile qui re-

couvre notre liqueur de culture, nous y verrons les mêmes petites cellules, étranglées en
leur milieu de 1μ,5 le diamètre environ souvent
réunies en chapelets d'articles (*fig.* 6). Elles ne

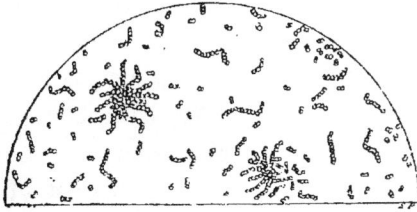

Fig. 6. — Mycoderma aceti.

vivent bien qu'à la surface de la liqueur et s'y
reproduisent avec une rapidité telle qu'en
24 heures, il peut s'en former plus de trois cent
milliards par mètre carré. Elles s'emparent de
l'oxygène de l'air et le portent sur l'alcool qu'elles
transforment rapidement en acide acétique :

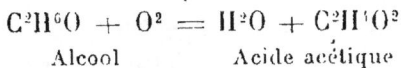

$$C^2H^6O + O^2 = H^2O + C^2H^4O^2$$

Alcool   Acide acétique

Cette absorption d'oxygène est si vive qu'en
24 heures le petit organisme transporte sur l'alcool
plus de 100 fois son propre poids de ce gaz.
Grâce à cette oxydation rapide, la température
s'élève et le mycoderma aceti peut se développer
en produisant de l'acide acétique et en dégageant
une quantité insignifiante d'acide carbonique, à
peine la 18ᵉ partie, en volume, de l'oxygène
consommé.

Voici donc l'exemple d'une cellule qui se nourrit presque uniquement d'un seul aliment, l'alcool ; avec quelques sels et matières azotées qu'elle trouve dans la liqueur, ce corps suffit à son développement. Le mycoderme respire, il absorbe avidement l'oxygène de l'air et le passe à l'alcool tout en ne dégageant qu'une très faible proportion d'acide carbonique. La petite cellule excrète corrélativement, et presque uniquement, de l'acide acétique, c'est-à-dire le produit acide résultant de l'oxydation de l'alcool qu'il absorbe. Grâce à cette combustion intra-cellulaire, le microbe du vinaigre vit et se développe activement en consommant une partie du potentiel issu du système *alcool + oxygène* qu'il change en *eau + acide acétique* (Différence : 114 Calories). C'est cette proportion du potentiel primitif que le microbe dépense en en chaleur, électricité, actions chimiques, ou sous toute autre forme propre à être utilisée par lui, pour fabriquer des substances albumineuses avec des matières très simples, les organiser, s'en nourrir, passer à l'état adulte et se reproduire.

Tout le monde a remarqué, sur les vins rouges nouveaux laissés en vidange à l'air, ces pellicules blanches qui, d'abord très tenues, s'épaississent peu à peu et constituent ce qu'on appelle les *fleurs du vin*. Sous le microscope, on les voit constituées par une infinité de petites cellules

ovales, turgides, possédant une ou deux vacuoles
à l'intérieur. C'est le *mycoderma vini* de Pasteur
(*fig.* 7). Plaçons quelques-uns des ces organismes
dans un liquide aqueux contenant 7 à 8 pour cent
d'alcool très légèrement acidulé $\left(\frac{1}{2} \text{ pour cent}\right)$
ou dans un vin, rouge ou blanc, presque neutra-
lisé. Bientôt ces cellules se multiplieront rapidement ; comme dans le cas du *mycoderma aceti*,
elles absorberont à la fois l'alcool du milieu où

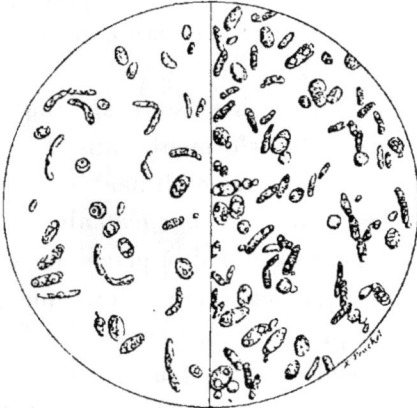

Fig. 7. — Mycoderma vini

elles végètent et l'oxygène de l'air, tandis que
s'échauffera la liqueur. Mais au lieu de l'acide
acétique qui se formait dans le cas précédent, le
mycoderma vini ne produira que de l'eau et de
l'acide carbonique, ce dernier en abondance ; son
volume sera d'environ les deux tiers de celui de
l'oxygène disparu. Le mycoderma vini s'est donc

nourri et développé avec le même aliment que
le précédent microbe, à savoir, l'alcool ; il a
respiré l'oxygène comme lui, plus vivement
même que lui ; mais il a sécrété, non plus de
l'acide acétique, mais de l'acide carbonique et
de l'eau, formés suivant l'équation :

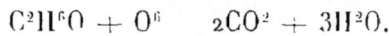

$$C^2H^6O + O^6 \quad 2CO^2 + 3H^2O.$$

Voici donc deux ferments figurés qui se nourrissent du même aliment, qui, exposés à l'air,
respirent l'un et l'autre abondamment l'oxygène
atmosphérique, mais qui, en dehors même de
leur constitution visible, sont spécifiquement
différents, car ils transforment, dans des conditions identiques, un même aliment en produits
dissemblables. Le *mycoderma aceti* absorbe rapidement l'oxygène et fournit à peine un volume
d'acide carbonique égal à la dix-huitième partie
de l'oxygène qu'il consomme ; le reste de l'oxygène consommé se trouve dans l'acide acétique
qu'il excrète. Le *mycoderma vini*, au contraire,
rejette sous forme d'acide carbonique les deux
tiers de l'oxygène qu'il respire. L'eau qu'il fabrique en même temps en brûlant l'alcool contient à peu près le supplément de l'oxygène disparu. L'acide carbonique et l'eau sont, en dehors
de cette cellule, les seuls produits sensibles de
son activité. Mais remarquons aussi que ce mycoderme s'est rapidement reproduit, qu'une partie

de l'énergie latente de l'alcool qui lui sert d'aliment a été emmagasinée par les cellules de nouvelle formation à l'état de substances combustibles diverses : matières albuminoïdes, graisses, corps hydrocarbonés, etc., substances produites de toute pièce par le mycoderme et avec plus d'activité encore que dans le cas précédent ; si bien que, grâce à ce microbe, de minérale ou relativement très simple, la matière ambiante nutritive a été transformée en une série de principes chimiques très complexes.

Voici maintenant un autre exemple d'être inférieur qui, lui aussi, a besoin de l'excitation de l'air pour vivre, mais qui, chose bien remarquable, n'absorbe pourtant pas d'oxygène en proportion sensible. Laissons à l'air du lait sucré mélangé de craie et maintenu vers 40 à 45°. Ce lait s'aigrira bientôt : si nous en transportons alors une goutte dans une solution de sucre de raisin additionnée d'un peu de phosphate d'ammoniaque et de quelques éléments minéraux, tels que des cendres de levure de bière mêlées de craie, on verra se produire au fond de la liqueur un dépôt grisâtre, un peu visqueux, constitué par de petits articles étranglés en leur milieu de $1^{\mu},6$ de diamètre formant des chapelets ou des amas (*fig.* 8). Ce microbe nouveau ne peut vivre dans l'acide carbonique pur, mais il lui suffit d'une trace d'air pour évoluer. Dès qu'il se reproduit, la liqueur s'aigrit, grâce à la formation d'acide lactique. Cette acidité arriverait à enrayer peu à peu l'évolution du microbe, mais la craie ajoutée saturant à mesure l'acide lactique qui se forme, la fermentation se continue tant qu'il y a du sucre pour nourrir le ferment. Celui-ci agit à peu près de même avec beaucoup de sucres [1] : il les

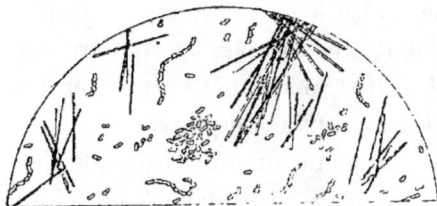

Fig. 8. — Ferment lactique avec des cristaux en aiguilles de lactate de chaux.

transforme en une quantité presque égale, poids pour poids, d'acide lactique produit suivant une équation telle que la suivante :

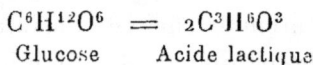

$$C^6H^{12}O^6 = 2C^3H^6O^3$$
Glucose   Acide lactique

Voici donc un organisme bien différent des précédents. Il n'absorbe que peu ou pas d'oxygène et ne dégage pas d'acide carbonique. Il se nourrit de sucres fermentescibles, mais sauf la petite proportion des aliments ou sucres primitifs qu'il organise pour reproduire ses cellules, il se borne à transformer ces sucres en un poids presque égal, à peine un peu plus faible, d'acide

---

[1] Avec les sucres fermentescibles en C^3, C^6, C^9 ou C^{12}.

lactique que l'on retrouve dans la liqueur fermentée.

L'oxygène n'est donc ici intervenu que fort indirectement dans les modifications imprimées à l'aliment ; le ferment lactique n'a pas accumulé ce gaz sur les sucres pour les transformer en acide lactique. Il a simplement dédoublé la glycose ou ses congénères en modifiant leur constitution moléculaire sans rien ajouter à leur substance. Le mécanisme auquel ce ferment emprunte son activité diffère donc profondément de celui des organismes précédents ; son mode de vivre répond à un autre type. Mais un phénomène s'est produit, corrélativement à la transformation du sucre, qui relie le fonctionnement du ferment lactique à celui des mycodermes du vin ou du vinaigre. Grâce au changement de la matière sucrée en acide lactique, une partie de l'énergie potentielle enmagasinée dans le sucre primitif a disparu. Une partie s'est dissipée sous forme de chaleur ; une autre s'est fixée dans les produits fabriqués par les nouvelles cellules du ferment, et cet emprunt d'énergie lui a permis de former, avec des aliments très simples : l'eau, les sels alcalins et ammoniacaux et le sucre primitif, de l'albumine, des hydrates de carbone divers, des graisses, etc. En même temps, le ferment a organisé la matière inerte, il a pu s'en nourrir, fonctionner

et se reproduire. Tout cet arrangement nouveau
de la matière, ce fonctionnement, a demandé
une certaine dépense d'énergie. Elle a été fournie par le potentiel primitivement contenu dans
le sucre qui s'est transformé en acide lactique.
Il est facile de calculer cette dépense : Une molécule de saccharose se transformant en deux
de glycose par hydratation, dégage 9 Calories.
En brûlant au calorimètre, ces deux molécules
de glycose donneraient 1 346 Cal. ([1]); or, les quatre molécules d'acide lactique formées ne fournissent plus, lorsqu'on les brûle, que 1 318 Cal. ;
différence : 37 Calories (9 Cal. dues à l'hydratation de la saccharose changée en glycose au préalable, et 28 Cal. dues à la transformation du glycose en acide lactique). Ce sont ces 37 Calories (ou
plutôt l'énergie qui leur correspond) qui, disparues dans le passage du système *saccharose*
au système *acide lactique*, ont été mises à la
disposition du ferment qui les a employées à
former et à organiser les substances de ses tissus nouveaux.

On voit clairement par ces trois exemples :
1° que la nutrition a pour but final de fournir
aux cellules l'énergie qui, de la matière alimen-

([1]) Suivant une convention générale, j'indiquerai par
le mot Calorie (avec le C majuscule) la quantité d
chaleur nécessaire pour élever de 1 degré 1 kilogramme d'eau liquide.

taire, se transfuse pour ainsi dire à la matière
nouvelle qui se forme ; 2° que les transformations des principes nutritifs, leur hydratation,
leurs modifications intimes de constitution chimique et de structure, peuvent, *en dehors de
toute intervention de l'oxygène*, suffire à fournir
à l'être nouveau, l'énergie nécessaire à son fonctionnement et à sa reproduction. Nous verrons
de même, chez les animaux supérieurs, ces phénomènes d'hydratation et de dédoublement des
matériaux nutritifs *sans intervention de l'oxygène extérieur*, être une source importante de
calorification et d'activité.

L'exemple suivant va nous montrer que le
même organisme, la même cellule est apte, suivant les conditions où on la place, à tirer l'énergie qui lui est indispensable, tantôt du simple
dédoublement de ses aliments, tantôt de leur
destruction totale, et dans ce second cas, grâce à
l'intervention de l'air.

Il s'agit de la *levure de bière* des brasseries.
Elle forme deux variétés : l'une qui vient sur-
nager à la surface des brassins, c'est la *levure
haute* ou *sphérique* ; l'autre qui tombe au fond,
c'est la *levure basse* ou *elliptique* (*fig. 9*). Adres-
sons-nous plutôt à la première ; elle fait naître,
à la température de 10 à 20°, une fermentation
rapide dans les liquides sucrés. Examinée au microscope, on la voit constituée de paquets ra-

meux et de chapelets de cellules presque rondes
ou un peu allongées, turgescentes, ayant un noyau
bien visible. Dans un milieu favorable, ces cellules se reproduisent par bourgeonnement : le
petit bourgeon grossit à la surface, devient sem-

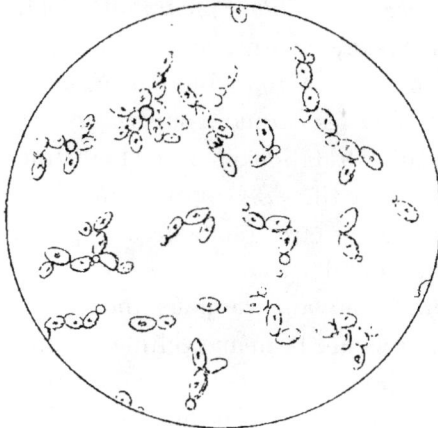

Fig. 9. — Levure de bière.

blable à la cellule-mère et se reproduit en bour-
geonnant à son tour.

Prenons un peu de cette levure à l'état frais
et plaçons-la dans un gros tube de verre C
exactement fermé en bas par du papier parchemin bien ficelé autour du tube qui plonge lui-
même dans une solution à 20 pour cent de sucre
de canne pur placée dans un flacon B (fig. 10).
L'appareil peut être construit de façon qu'il
ne contienne plus ou presque plus d'air et que
les gaz qui pourraient se former, soit dans le
tube intérieur C, soit extérieurement à lui dans

le flacon B, puissent être recueillis séparément
sur le mercure. Plaçons enfin le tout dans une
étuve à 20 ou 30°. Bientôt, grâce à la dialyse,
le liquide sucré du flacon B passera à travers le
septum de papier parchemin C et arrivera au
contact de la levure ; celle-ci, au contraire, inca-

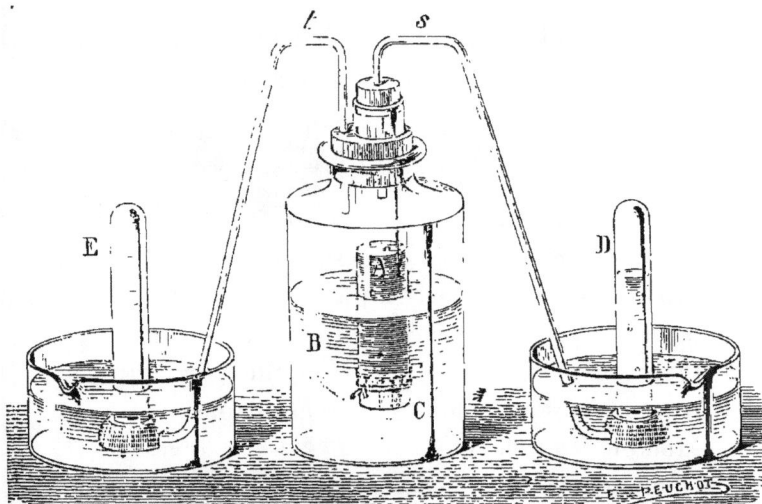

Fig. 10. — Action différente, sur le sucre, des parties figurées
et des ferments solubles de la levure.

pable de traverser le papier parchemin, ne laissera dialyser en B que ses parties solubles. Au
bout de quelques heures, un gaz se dégagera
dans le tube C où est la levure et passera dans
la cloche D : nous pourrons constater que c'est
de l'acide carbonique pur ; en même temps, la
liqueur contenue dans le tube central C se

chargera d'alcool au contact direct du ferment.

Rien de pareil dans la liqueur B : Il ne s'y
produira ni alcool ni acide carbonique. Mais le
saccharose primitif dissous dans la liqueur n'en
a pas moins été transformé : Il s'est changé
en un mélange de deux sucres nouveaux, *glucose* et *lévulose*, l'un et l'autre de même composition. Ces deux sucres dérivent de l'hydrolyse
du saccharose primitif suivant l'équation :

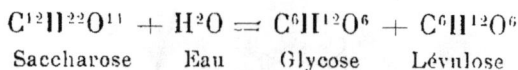

$$C^{12}H^{22}O^{11} + H^2O \rightleftharpoons C^6H^{12}O^6 + C^6H^{12}O^6$$

Saccharose   Eau   Glycose   Lévulose

Cette hydratation du saccharose, suivie de son
dédoublement en deux sucres nouveaux s'est
produite sous l'influence d'un agent spécial, d'un
de ces *ferments solubles* dont nous constaterons
bien souvent la présence et l'activité dans l'économie animale et dont nous rencontrons ici un
exemple pour la première fois. Dans le cas de
la levure de bière, ce ferment soluble hydrolysant se nomme l'*invertine*. C'est une substance
à la fois azotée, sulfurée et phosphorée, substance
spécifique, de composition et de constitution analogues aux nucléines des noyaux cellulaires. La
levure de bière et beaucoup d'autres levures et
moisissures la sécrètent. On peut l'extraire à
l'état impur de la liqueur B en la précipitant par
de l'alcool et lavant à l'eau alcoolisée le produit
qui se sépare. La moindre quantité de cette

invertine dissoute dans l'eau et versée dans une solution de saccharose, dédouble aussitôt la molécule de ce sucre en glycose et lévulose, matières sucrées directement fermentescibles, alors que le saccharose ne l'était point avant de subir ce dédoublement (Berthelot).

Mais tandis que la glycose et le lévulose formés restent inaltérés dans le flacon B, dans le tube C ces mêmes sucres, au contact direct des cellules de levure, se sont transformées presque poids pour poids, le premier d'abord, le second ensuite, en alcool et acide carbonique suivant l'équation :

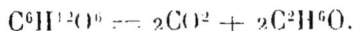

$$C^6H^{12}O^6 = 2CO^2 + 2C^2H^6O.$$

Ceci s'est fait, sans que la levure ait consommé une quantité bien sensible d'oxygène (1 centimètre cube environ par heure et par gramme de levure formée, vers 20°) ; et même cette quantité d'oxygène absorbée peut devenir presque impondérable si l'on prend toutes les précautions nécessaires.

En même temps qu'elle faisait fermenter le sucre, la levure a produit de la chaleur qui s'est en partie dissipée ; mais une fraction de l'énergie latente empruntée au saccharose primitif a disparu pendant la formation des cellules nouvelles. Pour une molécule de glucose ou de lévulose $C^6H^{12}O^6$ (ou 180 grammes en poids), transformée dans le système nouveau *alcool + acide carbonique*, il eut dû se produire 71 Calories. Les faits démontrent que la chaleur apparue durant la fermentation est inférieure de près de moitié à cette quantité. La différence a été utilisée à fabriquer de la substance complexe des cellules nouvelles.

Le saccharose s'est transformé en fermentant en un mélange d'alcool et d'acide carbonique : 1 055 grammes de sucre $C^6H^{12}O^6$, répondant à l'hydratation de 1 000 grammes de saccharose ont fourni 998 grammes d'un mélange d'alcool et d'acide carbonique presque à poids égaux. Le reste de la matière sucrée s'est transformé en produits divers que l'on trouve dans la levure de nouvelle formation ou qu'elle a sécrétés. Pour prendre les chiffres des expériences les plus précises ([1]), sous l'influence de quelques grammes de levure elliptique, 1 000 gr. de saccharose, transformables théoriquement par l'invertine en

---

([1]) Expériences de MM. Claudon et Morin faites sur 100 kilogrammes de sucre pur (*Comptes-Rendus de l'Académie des Sciences*, t. CIV, p. 1109). Pour l'acide carbonique, non dosé par eux, nous avons pris les chiffres des meilleures expériences de Pasteur. La glycérine a été calculée d'après une moyenne résultant des nombres fournis par les auteurs précédents. Il se fait, en outre, dans cette fermentation, une trace d'aldéhyde. D'après M. Lindet, les alcools isobutylique, amylique, etc., ne se produiraient qu'à la fin de la fermentation et grâce à la vie de ferments étrangers qui ne se développent que tardivement.

1 o55 grammes de glucose et de lévulose fermentescibles, ont donné :

Alcool vinique	5o6^{gr},15
" propylique	o, 02
" isobutylique.	o, o15
" amylique.	o, 51
Éther œnanthylique	o, 02
Glycol isobutylénique	:, 58
Glycérine	28, 3o
Acide acétique	2, o5
" succinique	(, 52
Matières azotées de la liqueur ; traces d'al-	
déhyde, etc., non dosées	"
Acide carbonique	492, 95
En tout. . . .	1 o36^{gr},11

En même temps, il s'est fait :

Levure de bière nouvelle (pesée à l'état	
sec).	15, o
Total. . . .	1 o51^{gr},11

Pour s'organiser et vivre, ces 15 grammes
de levure de nouvelle formation ont emprunté
moins de o^{gr},15 d'oxygène à l'air dissous dans
la liqueur ou à l'atmosphère.

Au lieu de faire vivre la levure de bière en
l'absence ou presque en l'absence d'oxygène,
essayons, au contraire, de la faire fermenter dans
une liqueur sans cesse traversée par un courant
d'air ; elle va changer aussitôt son mode de
fonctionnement. Dans ces nouvelles conditions, elle se développera en paquets rameux,
vivaces et bourgeonnants dont le poids, à l'état
sec et pour 1 ooo grammes de sucre disparu, dé-

passera 250 grammes. Mais, dans ce cas, la levure
ne formera plus, ou pour ainsi dire plus, d'alcool
aux dépens du sucre : 75 °/₀ au moins de la glycose disparaîtront, transformés par oxydation, en
même temps qu'il se produira des matières hydrocarbonées, grasses et albuminoïdes abondantes dont le micro-organisme construit activement ses cellules nouvelles ([1]).

Ainsi, vivant sous ce nouveau mode où elle respire un grand volume d'oxygène, la levure s'organise et se reproduit bien plus activement que
sous le mode précédent où elle vivait sans air ou
presque sans air. Elle emprunte l'azote de ses
substances protéiques de nouvelle formation aux
corps azotés du milieu où elle végète : sels ammoniacaux, amides et produits extractifs du bouillon de levure. Les sulfates et phosphates lui
fournissent le soufre de ses albuminoïdes et le

([1]) 100 grammes de levure contiennent, d'après Be-
holubek :

	États frais	État sec
Eau	68ᵍʳ,00	0
Matières azotées (albumine, caséine, nucléo-albumines, peptones, traces de leucine, de xanthine, d'adénine)	13, 10	40ᵍʳ,98
Graisses.	0, 90	2, 80
Matières cellulosiques.	1, 75	5, 47
Matières amylacées.	14, 12	44, 15
Acides organiques divers	0, 34	1, 06
Matières minérales.	1, 79	5, 54
	100ᵍʳ,00	100ᵍʳ,00

phosphore de ses nucléines, etc. En fait, avec ces matières azotées ou minérales excrémenticielles, et les 250 grammes de sucre disparus et non transformés en eau et acide carbonique, la levure a produit rapidement 102 grammes d'albuminoïdes, 7 grammes de graisses, 13^{gr},7 de cellulose, 110 grammes de matières amylacées, 2^{gr},1 d'acides organiques divers, et elle a assimilé 14 grammes de matières minérales.

Cultivée dans l'air sans cesse renouvelé, la levure consomme en une heure environ le huitième de son poids d'oxygène, c'est-à-dire 284 fois plus environ que n'en consomme un homme éveillé au repos, dans le même temps et pour le même poids.

Cette analyse de la vie de la levure de bière nous conduit à des remarques générales importantes.

Et d'abord, certains organismes, une même cellule, une même levure, peuvent vivre dans des conditions fort différentes, tantôt respirant abondamment dans l'air, tantôt vivant presque sans oxygène libre. Suivant, chacun de ces deux modes, on l'a vu, la levure de bière fonctionne et se développe bien différemment. Lorsqu'elle absorbe librement l'oxygène en excès, elle détruit par oxydation les trois quarts du sucre qu'on lui présente et dispose ainsi de la grande quantité d'énergie qui en résulte. Elle peut, dans ces con-

ditions, transporter rapidement cette énergie sur
les matériaux dont elle dispose, fabriquer abondamment des substances albuminoïdes et se
multiplier activement. Au contraire, lorsqu'elle
vit à l'abri de l'oxygène, elle ne peut utiliser, par
le même moyen, une aussi notable proportion
(les trois quarts environ) du potentiel chimique
du sucre; mais alors, par un mécanisme tout différent, elle peut dédoubler 95 % du poids du sucre
primitif en alcool et acide carbonique. L'alcool
ainsi formé conservant en lui la majeure partie du
potentiel primitif du sucre, une petite quantité
seulement de l'énergie de la saccharose initiale
devient dès lors disponible : elle suffit toutefois
à la levure pour organiser une partie de la matière
ambiante et construire des cellules nouvelles,
mais, dans ce second cas, en proportion bien
plus petite vu la faible quantité d'énergie dont
le ferment dispose.

La rapidité de développement et de reproduction de la cellule est donc en rapport bien plutôt
avec la somme d'énergie rendue disponible
qu'avec la nature même ou la quantité de l'aliment ambiant. Les conditions changeant, l'oxygène venant à manquer à la levure de bière, son
fonctionnement se modifie, et quoique ses principes constitutifs, ses matériaux protoplasmiques
essentiels, restent les mêmes, les *produits formés*,
les produits de désassimilation, changent com-

plètement : *acide carbonique* et *alcool*, si la cellule manque d'oxygène libre, *acide carbonique* et *eau*, si elle en a en abondance. Dans le cas où elle vit sans air, ou avec une quantité d'air insuffisante, elle fabrique surtout des matières combustibles, des réserves hydrocarbonées, de l'alcool, de la glycérine et même des substances alcaloïdiques, véritables ptomaïnes qu'une analyse minutieuse a démontré accompagner toujours la fermentation alcoolique. Avec de l'air en excès, au contraire, elle ne forme que *des matériaux inertes*, incombustibles : l'eau et l'acide carbonique.

Nous verrons qu'à la façon de la levure de bière, les glandes et tissus des grands animaux peuvent fonctionner en présence d'une quantité d'air tantôt abondante tantôt insuffisante, et que les résultats de ces deux modes de fonctionnement sont comparables à ceux que nous venons de constater pour la cellule de levure de bière vivant sous l'un ou l'autre de ces deux modes.

La levure qui se développe sans air ne vit pas indifféremment de tout aliment hydrocarboné soluble ; elle a besoin de sucres. Encore faut-il que ce soit de la glycose, de la lévulose ou des corps de cette famille. L'érythrite ou tétrose, les pentoses, les heptoses, ne lui conviennent pas. Le sucre de lait, le saccharose lui-même, ne peuvent l'alimenter et fermenter que s'ils sont, au préa-

lable, transformés en glycose grâce à l'hydrolyse que provoquent les diastases de la levure. Il
ne suffit donc pas qu'un aliment soit soluble, qu'il
soit sucré, ni même transformable par hydratation en alcool et acide carbonique pour qu'il
puisse nourrir cette levure ; il faut que la constitution de l'aliment ait quelque rapport avec la
constitution de la levure elle-même. Il faut que
les sucres aient 6, 9, 12, 18 atomes de carbone
par molécule ; il faut même que certains de ces
sucres, tels que le sucre de lait ou le saccharose, soient préalablement modifiés, transformés
en glycose ou lévulose, *assimilés* en un mot
par le petit organisme.

Ici nous parvenons à analyser ce remarquable
mécanisme de l'assimilation. La cellule de levure
sécrète, on l'a vu, un ferment soluble, l'invertine
qui, par hydratation, transforme d'abord le
saccharose, sucre en C^{12}, en sucre en C^6 et ce phénomène peut se produire indépendamment de la
fermentation alcoolique et en dehors de la cellule comme on l'a vu plus haut (p. 49). Ce n'est
qu'après que cette transformation a eu lieu que
les sucres formés sont aptes à nourrir la levure.
Nous verrons que des phénomènes semblables
se passent dans l'organisme animal : des
ferments solubles, formés dans les cellules de
chaque tissu, et quelquefois dans des cellules
spécialisées d'organes éloignés, digèrent, mo-

difient, contribuent à l'assimilation des substances alibiles introduites par l'alimentation.

Constatons enfin que l'énergie devenue sensible au cours de la fermentation alcoolique du sucre de canne provient de deux origines : l'hydratation du saccharose, d'une part, de l'autre, le dédoublement des sucres de formule $C^6H^{12}O^6$ en alcool et acide carbonique. Dans ces deux processus successifs et indépendants, l'oxydation n'intervient nullement pour produire la chaleur correspondant à ces transformations du sucre primitif sous l'action de la levure. Nous avons fait une observation analogue à propos du ferment lactique.

Nous retrouverons de même, chez les animaux, des origines entièrement indépendantes des oxydations à l'énergie dont ils disposent.

En somme, avec du sucre, de l'eau des matières minérales et azotées (quelques sels ammoniacaux lui suffisent), la levure de bière produit de l'alcool, des graisses, de la cellulose, des hydrates de carbone, des matières albuminoïdes, de la glycérine, de l'acide succinique et autres acides en faible quantité, de l'acide carbonique en abondance. Elle ne s'approprie pas *en nature* la substance nutritive, le saccharose qu'on lui présentait ; elle modifie ce sucre, l'hydrate, puis le dédouble en majeure partie. Comme les ferments précédents, la levure utilise l'énergie résultant de ces transformations à fabriquer et organiser les matériaux chimiquement complexes nécessaires au développement de ses cellules nouvelles.

Dans le cas où la levure fonctionne à l'abri de l'air, les produits qui répondent à 1 000 grammes de saccharose disparu donnent une somme de 1 036 grammes, y compris l'acide carbonique qui se dégage (v. p. 53). Il s'est fait en même temps 15 gr. de levure (comptée à l'état sec) qui emprunte à la liqueur de culture $2^{gr},5$ environ de matériaux azotés. En somme, 1 000 grammes de saccharose, ou $1 055^{gr}$ de glycose correspondant, fournissent $1 036^{gr} + 12^{gr},5 = 1 048^{gr},6$ de produits divers. L'oxygène consommé s'élève à $0^{gr},15$ à peine. Or, 1 055 grammes de glycose assimilés et $2^{gr},5$ de matières minérales absorbées par la levure durant son développement devraient nous donner au total $1 057^{gr},5$ de produits. Nous n'en trouvons que 1051,1 ; différence : $6^{gr},5$. Cette perte apparente correspond certainement, en partie, à la déshydratation secondaire des sucres lors de la formation des matières albuminoïdes de la levure.

Tous les organismes que nous avons étudiés jusqu'ici consomment de l'oxygène en plus ou moins grande proportion ; les uns abondamment, comme le ferment acétique ou le mycoderma vini, d'autres comme le ferment lactique ou la levure

en fermentation alcoolique en très faible proportion. Tous ces petits êtres meurent dans l'acide
carbonique pur. La levure elle-même a besoin
d'une très minime quantité d'oxygène ; même
lorsqu'en apparence elle en est entièrement
privée, elle se revivifie au contact de la trace
d'oxygène qu'elle trouve dans les liqueurs de
culture ; elle devient florissante et se reproduit
activement dès qu'on lui fournit de l'air en abondance.

Ces organismes qu'excite et vivifie l'oxygène
sont dits *aérobies*. Le dernier cependant, la levure de bière qui peut vivre, soit en pleine
atmosphère d'oxygène, soit à peu près sans air,
nous fournit le terme de passage aux organismes
suivants qui sont *anaérobies*, c'est-à-dire qui
n'ont nul besoin de l'oxygène pour vivre et que
ce gaz peut même tuer en certains cas, fût-il en
très faible proportion.

Comme premier exemple de ce mode nouveau
d'existence des êtres vivants, l'une des plus
grandes découvertes de Pasteur, je prendrai le
ferment butyrique. C'est un petit organisme
(*fig.* 11), formé de bâtonnets très agiles, sortes
de vibrions qui apparaissent dans les liqueurs
albuminoïdes, dans le lait, en particulier, après
qu'il a subi la fermentation lactique et que tout
l'oxygène a disparu. Ce microbe se reproduit
rapidement par segmentation transversale ou

scissiparité (classe des *schizomycètes*). On trouve
souvent ce ferment dans les liquides putréfiés.
Il forme des chaînettes d'articles rénitents,
flexueux sur leurs articulations, très mobiles.

Ensemençons de ferment butyrique une solution bouillie et froide de lactate de chaux
additionnée de quelques sels minéraux : phosphates et sulfates d'ammoniaque, de potasse et

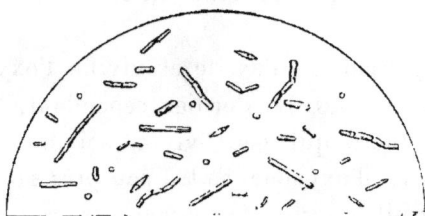

Fig. 11. — Ferment butyrique.

de magnésie. Remplissons entièrement de cette
liqueur un ballon et son tube à dégagement, de
façon que l'air n'intervienne point, enfin por-
tons le tout à 25°. Bientôt se dégageront des gaz
formés d'hydrogène et d'acide carbonique, tandis que le lactate de chaux initial se transforme incessamment en butyrate suivant l'équation :

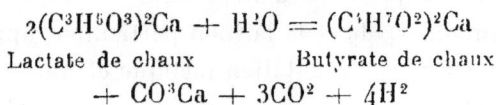

$$2(C^3H^5O^3)^2Ca + H^2O = (C^4H^7O^2)^2Ca$$

Lactate de chaux   Butyrate de chaux

$$+ CO^3Ca + 3CO^2 + 4H^2$$

Remarquons toutefois en passant que c'est là

une représentation des faits, une équation, un peu
théorique, apte à varier dans certaines limites.
L'hydrogène peut, au cours de cette fermentation, diminuer et même disparaître à un moment donné ; il peut se produire un peu d'alcool
butylique, sans doute grâce à l'acide butyrique
que cet hydrogène réduit. En un mot, ce petit
être possède un mode d'agir, de sentir et de se
comporter, variable sous les moindres influences.
Mais ce qui le différencie absolument des êtres
précédents, c'est sa sensibilité morbide à l'oxygène. Vient-on à l'exposer à l'air, à faire passer
quelques bulles à peine de ce gaz dans la liqueur, tout mouvement du vibrion butyrique
cesse bientôt ; la fermentation disparaît ou
s'alanguit. Le petit organisme s'effile à ses deux
bouts, condense toute sa substance en un point
central qui devient brillant, tandis que ses deux
extrémités se vident et disparaissent ; une *spore*
se constitue ainsi peu à peu qui maintenant,
conservant sa vie latente, à la façon d'une
graine sèche, va résister presque indéfiniment à
l'action de l'air, pour reproduire le vibrion le
jour où l'on viendra à placer cette spore dans un
terrain convenable exempt d'oxygène.

Voilà le type de l'organisme anaérobie. Son
mode de fonctionnement nous suggère deux remarques :

Dans des conditions faciles à définir, le vibrion

butyrique s'empare d'une molécule organique à 3 atomes de carbone, l'acide lactique, et construit avec elle une molécule plus complexe contenant 4 atomes du même élément. Il fait donc de la synthèse organique comme les organismes précédents ; mais ici le corps qu'il excrète, l'acide butyrique, est lui-même un produit de synthèse.

Le système final contient plus d'énergie (720 Calories) que le système initial (632 Calories environ). Il faut donc que le vibrion ait la propriété non seulement de construire des molécules plus complexes que celles dont il part, mais encore d'*emmagasiner la chaleur sensible ambiante* et de la transporter, sous forme d'énergie chimique latente, sur les produits de son activité. C'est le contraire de ce que nous avons constaté chez les ferments aérobies. Ce phénomène d'emmagasinement de l'énergie actuelle est comparable à celui qui se passe dans le glomérule chlorophyllien soumis à l'action lumineuse.

Nous voyons aussi se produire, grâce au fonctionnement de ce ferment anaérobie, de l'hydrogène à l'état naissant. Ce gaz peut être accompagné, dans d'autres cas par divers corps réducteurs. Cet hydrogène, dans des conditions favorables, pourrait se porter sur des corps hydrogénisables tels que l'indigo, la bilirubine, la collidine, etc., que nous mettrions en rapport avec le ferment. Il transformerait ces substances

en indigo blanc, hydrobilirubine, hydrocollidine,
etc. Nous verrons de nombreux exemples de ces
réactions hydrogénantes dans l'économie animale ou végétale.

Voici un autre type de fonctionnement anaérobie. On trouve, souvent dans le lait putréfié, le
bouillon abandonné à l'air, une bactériacée, le
tyrothrix urocephalum, étudiée par M. Duclaux.
Elle est formée de bâtonnets cylindriques de
1μ de diamètre environ, se mouvant avec rapidité. A mesure que le tyrothrix se nourrit, il
s'allonge en fils qui s'enchevêtrent et forme des
îlots gélatineux transparents. On les distingue
très bien dans le lait gâté. Ces filaments se reproduisent par segmentation et donnent des cellules isolées ou groupées deux par deux.

Ensemencé sur de l'albumine, et mieux encore
dans du lait pur, cet organisme, bien moins vul-
nérable à l'oxygène que le précédent, fait disparaître d'abord ce gaz qu'il fixe sur une partie
des matières organiques dont il dispose, et le
remplace par de l'acide carbonique. Dès que
l'oxygène a disparu, le tyrothrix s'attaque à la
matière albuminoïde du lait ; il en détruit une
partie en en dégageant de l'hydrogène, et un volume double d'acide carbonique en même temps
qu'il en transforme une autre portion en peptones
dont il peut dès lors se nourrir ; à partir de ce
moment, le tyrothrix n'occasionne plus aucun

dégagement gazeux. Vivant, dans les conditions qu'il s'est en partie faites, d'une vie purement anaérobie, il excrète de l'acide valérianique, des ptomaïnes diverses, un peu d'ammoniaque, de la leucine, de la tyrosine et d'autres amides parmi lesquels une proportion très sensible d'*urée*. Ainsi disparaissent pour sa nutrition les substances albuminoïdes ; quant aux matières grasses et au sucre du lait, ils sont complètement respectés par le tyrothrix.

Le fonctionnement de ce petit être nous intéresse à beaucoup d'égards. Il peut facultativement, à la façon de la levure de bière, s'accommoder de l'oxygène, auquel cas il brûle en partie les matériaux azotés ou autres dont il dispose, absorbe l'oxygène et se fait un atmosphère favorable d'acide carbonique. Agissant dès lors dans un milieu qui lui convient mieux, il sécrète une sorte de trypsine qui peptonise les albuminoïdes. Il ne touche qu'à ces dernières substances, et les change en ces produits mêmes dans lesquels nous verrons que se transforment les albuminoïdes au sein des cellules animales : acides gras, leucine, tyrosine, urée, corps gras. Et, remarquons-le bien, *ce microbe produit toutes ces modifications sans aucune intervention de l'oxygène libre.*

Observons aussi que ce mode de dislocation par le tyrothrix de la molécule albuminoïde en pro-

duits de même nature que ceux-là mêmes qui
dérivent du fonctionnement des tissus animaux,
et *en particulier la formation de l'urée sans
aucune intervention de l'oxygène,* n'est pas
propre à cette seule bactérie. M. Duclaux a signalé les mêmes faits avec le *tyrothrix tenuis,
tenuissimus, filiformis,* etc. Nous en conclurons,
qu'au moins dans ces cas, l'urée n'est pas un
produit d'oxydation des albuminoïdes. Nous se-
rons plus loin amenés à cette même conséquence
lorsque nous chercherons l'origine de l'urée et
des uréides chez les animaux.

Grâce aux précieuses notions que nous venons
d'acquérir sur le mode de vivre des êtres monocellulaires inférieurs, notions introduites pour
la première fois dans la science, en 1860, par
les travaux mémorables de Pasteur, il nous
est possible d'essayer maintenant d'éclairer le
mécanisme du fonctionnement de la cellule animale.

CHAPITRE III

—

L'ASSIMILATION

Supposons que l'on ait ensemencé du lait exposé à l'air avec un mélange des principaux microbes que l'on vient d'étudier : la levure de bière, le mycoderma vini, le ferment lactique, le tyrothrix urocephalum. Sans toucher aux sucres ni aux graisses, ce dernier, grâce au ferment spécial qu'il secrète, va changer la caséine en peptone, leucine, tyrosine, urée. La levure de bière à son tour se développant bientôt aux dépens des matières salines du lait et des produits azotés ammoniacaux formés par le tyrothrix, changera, par son invertine, le lactose en glycose qui se dédoublera, en présence du ferment alcoolique ; comme les autres microbes, ce ferment emmagasinera des substances albuminoïdes et grasses, mais, en même temps, il donnera de l'alcool et de l'acide carbonique. Le ferment lactique attaquera les sucres en formant un peu d'acide lactique. A son tour, si l'air intervient alors, le mycoderma vini s'emparant de l'alcool formé par la levure, l'oxydera et le transformera en acide carbonique et en eau. Pendant que se produiront successivement, ou à la fois, ces diverses transformations, la température générale de la liqueur soumise à cet ensemble de fermentations s'élèvera sensiblement.

Dans ce milieu complexe nous observerons donc, en définitive, comme résultat de cette série de fermentations : un dégagement d'acide carbonique, avec formation d'eau, de graisses, d'albuminoïdes, d'urée, avec absorption de l'oxygène ambiant, et échauffement de toute la masse.

Ce qui se passerait dans ce milieu artificiel est assez bien l'image de ce qui se produit dans l'économie animale alors que fonctionnent les organes. Ils consistent essentiellement en une association de cellules spécifiques : chacune d'elles, tout en jouissant d'une vie autonome, travaille pour l'ensemble, sécrète ses produits et diastases et les utilise sur place ou les verse dans le sang et la lymphe, pour assurer les modifications successives de la matière assimilable. Sous l'influence progressive de ces ferments, la matière nutritive se transforme en produits tantôt passagers (peptones, glycogène, corps amidés complexes, etc.), qui subiront à leur tour des transformations ultérieures, tantôt en principes définitivement utilisables, tels que les substances fondamentales des muscles, des nerfs, des os, des

cartilages, etc. Par le fait même du fonctionnement des organes, ces produits seront, à leur
tour, soumis à l'usure chimique, ils se transfor-
meront par degrés, se désassimileront, donnant
d'abord des substances qui restent encore propres,
par leur hydratation, leur dédoublement ou leur
combustion ultérieure, à produire de la force ou
de la chaleur, tels que les sucres et les corps
gras, puis enfin en résidus définitivement inertes,
impropres à s'oxyder ultérieurement : l'eau,
l'acide carbonique, l'urée, les sulfates, les phosphates, etc., destinés à l'élimination.

Le mécanisme par lequel une cellule s'accroît,
ou s'entretient de ses produits spécifiques n'est
donc pas une simple intussusception, un phénomène d'endosmose physique, ni même, comme
on le dit souvent, une sorte d'*attraction élec-
tive* que chaque cellule exercerait sur les matériaux pêle-mêle dissous dans le milieu nutritif
hétérogène que lui offre le plasma sanguin ou
lymphatique qui la baigne. Plongez trois cristaux
d'alun, de sel marin et de nitre dans une solution saturée à la fois de ces trois sels; chacun
d'eux, suivant sa nature, s'appropriera la matière qui convient à son accroissement et laissera
les deux autres : L'alun attirera le sulfate d'alu-
mine et de potasse ; le sel marin s'accroîtra aux
dépens du chlorure de sodium, le nitre aux dépens du nitre, sans que ni l'un ni l'autre cristal

touche aux autres sels dissous. Les choses ne
vont pas de même dans l'économie vivante.
Nous en avons déjà la preuve dans ce fait que
les substances alimentaires les plus disparates
lorsqu'elles ont pénétré dans l'organisme s'y
transforment dans des espèces chimiques souvent
très éloignées de celles qu'avaient fourni les aliments. Bien différent du cristal qui s'accroît,
l'être vivant se nourrit en modifiant, transformant, les matières alimentaires, en les identi-
fiant, les *assimilant* en un mot, à ses propres
substances constitutives.

Le mécanisme de ce phénomène de l'assimilation reste encore très mystérieux. S'il est vrai que
l'économie animale reçoit par les végétaux des
principes albuminoïdes, des graisses, des hydrates
de carbone, etc., dont on retrouve les analogues
chez l'oiseau, le reptile ou le mammifère, ces
principes n'en ont pas moins subj, avant d'arriver à la nouvelle forme que leur imprime le
moule de la cellule animale, des transformations
qui ne permettent pas d'admettre que la nutrition résulte d'une sorte de dépôt des matériaux
versés dans le sang par la digestion, dépôt que
provoquerait au passage chaque tissu suivant sa
nature. L'osséine, la chondrine, la musculine,
l'élastine, l'hémoglobine, la caséine, la sérine
elle-même, tout en ayant une constitution et
une composition analogue à l'albumine, à la lé-

gumine, au gluten des végétaux, en diffèrent
toutefois très notablement. Chacune des cellules de l'os, du cartilage, du muscle, du tissu
conjonctif, nerveux, etc., fabrique des produits
différents en partant de principes alimentaires
semblables. Le myosinogène du muscle, la caséine du lait, les nucléines des noyaux cellulaires, etc., ne sauraient se confondre avec la
sérine ou la globuline du plasma sanguin ; ils
se forment chacun dans les cellules correspondantes. La glycose, le glycogène, les graisses
peuvent résulter d'une alimentation purement
albuminoïde ; les hydrates de carbone alimentaires sont certainement changés chez l'animal
en corps gras ; ceux-ci ne proviennent pas directement, et seulement, de l'emmagasinement
des graisses végétales ; ils peuvent en différer très
notablement. On peut donc affirmer que, dans
la plupart des cas, les principes de nos tissus ne
sont pas directement empruntés aux aliments.

Chaque sorte de cellule modifie donc la matière assimilante à l'image de celles qui la constituent déjà : tel est le fait de l'assimilation. Pour
jeter quelque clarté sur cet important phénomène, essayons de suivre et d'analyser ce qui se
passe dans le cas le plus général (il comprend
tous les autres comme on le verra), celui où un
principe protéique étranger pénètre dans l'économie et s'y assimile.

Lorsqu'un corps albuminoïde végétal ou animal est ingéré, il s'hydrate d'abord grâce aux ferments digestifs du tube intestinal, et passe par une série de dédoublements qui le transforment dans ces molécules plus simples, quoique encore albuminoïdes, qui constituent les diverses peptones. Cette production de peptones est elle-même précédée de la formation, dans l'estomac, de substances qu'on appelle les acidalbumines ou syntonines, *premiers termes des dédoublements transformateurs des albuminoïdes*. Or, tandis que l'albumine d'œuf possède un poids moléculaire de 6 000 environ (Voir mon COURS DE CHIMIE, 2ᵉ *édition*, t. III, p. 69), la syntonine ne répond plus qu'au poids moléculaire de 2 950, à peu près moitié de celui de la molécule d'albumine initiale. Cette molécule s'est donc dédoublée sous l'influence des acides de l'estomac, et par un phénomène d'hydratation, en deux molécules de poids moitié plus petit. La transformation des syntonines en albumoses et peptones de poids moléculaires successivement moins élevés, dialysables, saturant une quantité d'alcalis bien plus grand que ne le faisait l'albuminoïde initial, constitue une suite de dédoublements de la molécule primitive qui se simplifie ainsi petit à petit par hydratations successives et dont une partie même passe à l'état d'acides amidés au cours déjà de la digestion intestinale.

En fait, en se peptonisant, 100 grammes de fibrine sèche absorbent, d'après P. Schützenberger, 4 grammes d'eau [1]. Pour le poids moléculaire de l'albuminoïde, soit 6 000 environ, 12 molécules d'eau ont donc été fixées, ce qui démontre qu'un dédoublement très avancé de l'albuminoïde primitif est intervenu. Toutefois les propriétés générales des peptones ainsi produites sont encore celles des substances protéiques.

Les peptones formées dans l'estomac et l'intestin, les graisses alimentaires en parties saponifiées et les produits de transformation des hydrates de carbone partiellement changés en sucres assimilables $C^6H^{12}O^6$, pénètrent par les villosités de l'intestin dans le réseau des lymphatiques et les vacuoles des chylifères qu'entoure un réseau serré de capillaires sanguins. Les produits de la digestion passent ainsi, en partie par endosmose, dans les veines mésaraïques, racines intestinales de la veine-porte.

Comment se fait, entre ces deux systèmes de vaisseaux efférents, lymphatiques et veineux, la séparation, la sélection des matériaux élaborés par la nutrition ? Les peptones et les sucres passent-ils plus particulièrement dans les veines ; les corps gras et extractifs s'accumulent-ils sur-

[1] *Comptes-rendus de l'Académie des Sciences*, t. CXV, p. 210.

tout dans les lymphatiques ? Cette partie du problème n'est pas suffisamment élucidée.

Les matériaux qui ont pénétré dans les chylifères subissent, en traversant les ganglions
lymphatiques du mésentère, de profondes modifications. Ils y rencontrent une multitude de globules blancs ou chyleux et sont dès lors soumis
aux effets de leur surprenante activité. Au cours
de cette traversée, de profondes transformations
interviennent, en effet, dans la composition du
liquide nutritif : Il perd ses peptones transformées, on ne sait comment, en substances albuminoïdes nouvelles. La nature des graisses elles-
mêmes change : que l'on nourrisse un herbivore
avec des tourteaux de ricin contenant surtout
les glycérides de l'acide ricinoléique, on retrou-
vera presque exclusivement, dans le chyle, la
graisse propre à l'animal, c'est-à-dire les glycérides ordinaires dérivés des acides stéarique,
margarique ou oléique. Les graisses, comme les
peptones, ont donc été *travaillées, assimilées* par
les globules blancs. Il semble même que ces transformations aient été précédées de synthèses provoquées par ces cellules lymphoïdes ; une partie
tout au moins des principes gras a passé transi-
toirement par une forme très complexe, car on a
signalé dans le chyme des graisses azotées
entre autres une amido-distéarine

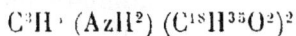

$$C^3H^5 (AzH^2) (C^{18}H^{35}O^2)^2$$

qui témoigne que les nouveaux corps gras ont sans doute fait partie de molécules azotées avant de se transformer en graisses normales.

Versés dans le canal thoracique, qui débouche lui-même dans la veine cave inférieure, ces nouveaux produits vont circuler dans le sang et être portés aux cellules.

Une autre partie, et non la moins importante, des produits digestifs pénètre dans les capillaires de la veine mésaraïque, l'une des branches de la veine-porte qui va irriguer le foie où cette veine se capillarise à l'infini autour des cellules hépatiques. Cette partie des matériaux albuminoïdes, déjà modifiés par la digestion, a subi, disions-nous, avant d'arriver au foie, dans les villosités intestinales et en circulant autour des ganglions lymphatiques de remarquables modifications. On ne trouve plus de peptones, même en pleine digestion de viande, dans le sang de la veine-porte. En revanche, on y rencontre, lorsque l'animal a été nourri de chair musculaire, un corps toxique que le foie arrête, le carbamate d'ammoniaque $CO\begin{cases} OAzH^4 \\ AzH^2 \end{cases}$, corps apte, en perdant les éléments de l'eau, à donner facilement de l'urée $CO\begin{cases} AzH^2 \\ AzH^2 \end{cases}$ (Nencki et Hahn). Ce carbamate témoigne donc que les albuminoïdes primitifs déjà dédoublés par hydratation et transformés en

peptones ont été profondément modifiés, en
traversant les ganglions du mésentère : une
partie tout au moins de la molécule albuminoïde
a perdu, en effet, le radical $CO\Big\langle{{AzH-}\atop{AzH-}}$ qui existe,
d'après P. Schützenberger, dans tout corps pro-
téique. Ainsi s'est produit, d'une part, du carbamate d'ammoniaque, de l'autre, quelques-uns
de ces amides complexes (glucoprotéines, tyro-
leucines, etc.), qui dérivent d'une hydratation
avancée des albuminoïdes. Ces glucoprotéines,
par leurs dédoublements, forment, on le sait,
les leucines $C^n H^{2n+1} AzO^2$ et les leucéines
$C^n H^{2n-1} AzO^2$. Or, on a établi expérimentalement que lorsqu'à la nourriture des mammifères
on ajoute des corps amidés : leucine, glycocolle,
asparagine, etc., ou même des sels organiques
d'ammoniaque qui peuvent dériver des précédents
par hydratation, l'azote de ces diverses substances est excrété en grande partie à l'état d'urée.

Dédoublée ou non en corps amidés, la matière
protéique en traversant le foie s'y transforme,
en partie du moins, en urée qu'accompagnent
d'autres produits : le glycogène, la cholestérine,
le glycocolle, la taurine, la tyrosine, etc., ainsi
que nous l'établirons.

Qu'elle ait pénétré par le canal thoracique dans
le sang de la veine-cave pour passer de là di-

rectement dans la circulation générale, ou qu'elle ait traversé au préalable le foie, la matière alimentaire, déjà partiellement transformée comme nous l'avons dit, est portée par la circulation jusqu'aux divers tissus et s'y fixe soit directement, soit après y avoir subi une assimilation complète et définitive. Si elle est de nature protéique elle se transformera différemment en chaque cellule : dans celles de la glande mammaire en caséine, dans le muscle en musculine, dans l'os en osséine, dans la cellule cartilagineuse en chondromucoïde, dans le globule rouge en globuline, dans les noyaux cellulaires en nucléines, etc. Si les substances offertes par le sang sont de nature plus simple, sucres, graisses, corps amidés, etc., elles pourront se dédoubler, s'oxyder dans la cellule sans même avoir à subir une assimilation complète. Certaines de ces dernières substances paraissent cependant dériver, non d'une assimilation proprement dite, du moins pour une partie majeure de leur masse, mais bien d'une destruction, d'une simplification des matières protéiques du protoplasma. C'est ce qui est démontré pour le glycogène, les graisses, les protagons, le sucre de lait. Le phénomène de l'assimilation doit donc être surtout examiné à propos des substances protéiques parce que celles-ci ne résultent généralement pas d'une désassimilation concomitante de matières

antérieure plus complexes, comme cela peut avoir
lieu pour la plupart des substances ternaires,
et parce qu'aussi les corps protéiques une fois
transformés dans les espèces caractéristiques
propres à chaque cellule peuvent ultérieurement,
en se dédoublant et se simplifiant, reproduire
les autres matériaux azotés ou non azotés de
l'économie.

Par quel mécanisme se produit l'assimilation
des albuminoïdes ? Nous avons vu (p. 73)
qu'elle est précédée de leur dédoublement par
peptonisation hydratante. Les matériaux protéogènes qui dérivent ainsi de la dislocation
de l'albuminoïde primitif, arrivent, après leur
absorption dans l'intestin, dans la sphère d'action de chaque cellule ; là, ils sont rapprochés, associés, soit entre eux, soit avec des
copules nouveaux, associations d'où résultent
les substances protéiques spécifiques propres
aux divers organes. Or, de même que le phénomène de la peptonisation consiste en un dédoublement provoqué par une suite d'hydratations simplificatrices de la molécule albuminoïde
primitive, le phénomène inverse qui, au moyen
des peptones ainsi formées reproduit les principes protéiques de chaque tissu, consiste donc
dans un rapprochement, une coalescence de ces
protéogènes en albuminoïdes plus complexes,
rapprochement qui ne saurait résulter que d'un

phénomène de déshydratation, inverse de celui
qui avait d'abord dissocié ces diverses parties.
Et de même qu'il existe dans le tube digestif
des ferments hydratants, tels que la pepsine ou
les diastases, il doit exister dans les cellules des
tissus assimilateurs des ferments déshydratants
inverses qui tendent à associer en produits plus
complexes, soudés grâce au phénomène de la
déshydratation, les produits résultant des hydratations intestinales antérieures successives. C'est
donc surtout par perte d'eau que se forment les
albumines spécifiques aux dépens des peptones
et peut-être des corps amidés les plus élevés.
C'est encore ainsi que se produit le glycogène
aux dépens des sucres, l'acide hippurique par
la rencontre et la soudure dans certaines cellules de l'acide benzoïque et du glycocolle, etc.

Mais ces phénomènes de soudure, par perte
d'eau, de molécules protéogènes plus simples ne
sont certainement pas les seuls qui président à
l'assimilation. Il est, comme nous le verrons, des
ferments qui agissent en modifiant la structure
des albuminoïdes qu'on leur présente ; il en est
qui les oxydent, d'autres qui les unissent à des
corps spécifiques tels que le fer, l'iode, le cuivre, etc., de sorte que dans chaque cellule ces
ferments spécifiques sont les auteurs directs de
ces transformations assimilatrices.

Par quel mécanisme agissent ces ferments hydratants ou déshydratants, isomérisants, oxydants, copulants? Remarquons pour le moment que les transformations assimilatrices ne portent généralement que sur les parties accessoires de la molécule ; qu'elles n'affectent pour ainsi dire pas les parties essentielles de l'édifice organique, celles auxquelles les principes soumis à l'assimilation doivent leurs caractères fondamentaux. Sans doute les albumines, globulines, fibrines, caséines, etc., fournies par les plantes diffèrent des matières correspondantes chez l'animal, mais le gluten, la légumine, l'albumine introduites par l'alimentation végétale n'ont pas à se transformer profondément pour devenir de la musculine, de la globuline, de la sérine, de la fibrine, de la caséine animales. Ce sont des albuminoïdes dans les deux cas, et presque de même composition élémentaire. On dirait que le noyau albuminoïde, le type de l'édifice général restant constant, des parties secondaires disparaissent ou se surajoutent sous l'influence du travail assimilateur. Il semble qu'après que les albuminoïdes nutritifs des aliments, quelle que soit leur origine et leur constitution, ont été par la digestion, et grâce à des hydratations répétées, dédoublés en leurs parties constituantes, la cellule ou ses ferments assimileurs n'a plus qu'à réunir à nouveau ces parties dans un autre ordre, quelquefois à les combiner à certaines molécules plus simples existant dans le milieu ambiant (sels divers, corps amidés, phosphorés, sulfurés, iodés, etc.), pour reconstituer les composés protéiques propres à chaque espèce.

Ce que nous venons de dire des albuminoïdes s'applique aux substances telles que les hydrates de carbone ou les graisses. Nous trouvons dans les végétaux, des amidons, des inulines, de la saccharose, de l'inosite, de la mannite, des celluloses. Grâce au phénomène d'hydratation diastasique qui les dédouble d'abord, suivi dans d'autres cellules du phénomène inverse qui réunit par déshydratation les hydrates ainsi formés, nous voyons chacune de ces substances donner du glycogène dans le foie, de l'inosite dans les muscles, du sucre de lait dans la mamelle, de la tunicine dans l'enveloppe des tuniciers, etc. Il en est de même des graisses. Quelle que soit l'alimentation de l'animal, il fabriquera, s'il est nécessaire, des corps gras différents de ceux qu'il a reçus et différents dans chacun de ses tissus : dans les cellules adipeuses du derme, des graisses riches en oléine et butyrine ; dans celles des cavités splanchniques, des mélanges d'oléine, palmitine et stéarine avec prédominance de cette dernière ; dans la mamelle, des beurres formés surtout de butyrine, oléine et margarine, etc. Mais, quoique différentes, toutes

ces graisses répondent à un même type : elles résultent toutes de l'union, avec perte d'eau, de la
glycérine à divers acides gras homologues ou isologues, c'est-à-dire qu'elles sont de la même
famille et qu'elles ont même constitution (¹).

Inversement des ferments désassimilateurs qui
sont le plus souvent solubles, les ferments assimilateurs sont généralement insolubles ou
figurés et n'agissent que dans la cellule où ils
sont nés. Déjà nous avons appelé l'attention, en
parlant de l'organisation de la cellule (p. 20), sur
les granulations ou platides auxquels paraît
dévolu le rôle de modificateurs ou même d'ap-
pareilleurs de la matière, et nous avons montré
que ces plastides sont organisés. Du reste, que
la cellule tout entière assimile, transforme la
substance alibile, ou que cette fonction soit dé-
volue seulement à certains plastides spécifiques,
le fait même de l'organisation générale, oblige
la matière ambiante à passer pour ainsi dire à
travers un moule spécial qui, dans une certaine
mesure, doit modifier la constitution, au moins
dans ses parties accessoires, de la substance assimilable. Lorsqu'on ensemence une moisissure
vulgaire, le *penicillium glaucum*, dans une dis-

(¹) Nous faisons ici, pour le moment, abstraction de
corps analogues aux graisses tels que le spermaceti,
les cires, etc., qui dérivent d'une désassimilation profonde des albuminoïdes, et non d'une assimilation
proprement dite.

solution d'acide racémique, acide formé de parties égales d'acides tartriques droit et gauche
faiblement unis, le penicillium détruit d'abord
l'acide tartrique droit et laisse le gauche intact.
Plus tard, il vit, quoique plus difficilement, grâce
à l'acide tartrique gauche resté seul. Que conclure de cette observation sinon qu'il existe
entre la structure dextrogyre de l'acide tartrique
droit et celle du penicillium, un rapport qui permet à cette moisissure de se laisser pénétrer par
cet acide droit préférablement au gauche dont
les spires moléculaires sont de sens inverse. Et
cependant, le penicillium peut s'emparer aussi
de cet acide gauche, l'assimiler et s'en nourrir
grâce à un travail d'assimilation préalable, un
effort plus grand dans ce second cas, ce qu'indique le dépérissement de la moisissure. Même
chose pour la levure de bière : Mise en présence
d'un mélange de glycose (droit) et de lévulose
(gauche), elle commence à se nourrir du premier de ces sucres, puis, après sa disparition,
elle détruit le second. Elle peut donc assimiler
ces deux sucres, les unir, sous une forme ou
une autre, aux principes mêmes de son protoplasma pour les dédoubler ensuite par fermentation. Mais cette assimilation doit être fonction, d'une part, de l'organisation de la cellule
ou de ces plastides, de l'autre, de la forme, de la
structure de la matière assimilable. Pour pou-

voir s'unir aux matériaux du protoplasma, celle-
ci doit subir, suivant les cas, une modification
plus ou moins profonde en rapport avec l'organisation des parties spécifiques chargées de
s'adapter à elle, de se l'assimiler.

Encore faut-il donner au penicillium de
l'acide tartrique ou un composé chimique appro-
chant, à la levure un sucre fermentescible, pour
qu'il y ait assimilation et nutrition : c'est à-dire,
encore une fois, qu'il faut qu'il existe un rapport
entre l'organisation de la cellule ou de ses plastides assimilateurs, et la constitution moléculaire, stéréochimique, de ces acides ou de ces sucres pour que l'assimilation et la nutrition
s'effectuent. Au cours de ses belles études sur les
sucres, E. Fischer a remarqué que ceux dont le
squelette moléculaire est formé de trois atomes
de carbone ou d'un multiple de trois atomes
(6, 9, 12, 18), sont aptes à nourrir la levure de
bière et à fermenter, mais que les sucres en
C^4, C^5, C^7, C^8 (*tétroses, pentoses, heptoses, oc-
toses*) ne fermentent jamais. Entre les aptitudes
fonctionnelles dérivant de la forme de la trame
moléculaire intime des organismes protoplasmiques de la cellule de levure de bière, et l'organisation stéréochimique de chacun des sucres, il faut donc qu'il existe un rapport qui
fait que la levure assimile certains de ces
sucres, et pas les autres. L'assimilation est

donc bien liée à la structure des organismes du
protoplasma, de ses ferments ou de la cellule
toute entière ; elle en dépend, elle en est la conséquence. E. Fischer compare ces ferments à
une clef qui s'adapterait ou non à la serrure moléculaire qu'elle ouvrirait (décomposition) ou fer-
merait (recombinaison). Je les regarderais plutôt
comme des organismes plus ou moins complexes,
des instruments, des machines aptes à transformer l'énergie (chaleur, électricité, affinité chimique) que leur fournit le milieu ambiant, de
telle sorte que, grâce à cette modification, conséquence du mode d'arrangement moléculaire,
cette énergie soit apte à réagir ou non sur la
matière qu'on lui présente, à la modifier, à
l'*assimiler*, à la dédoubler. Les choses ne se
passent pas autrement lorsque nous associons
dans une molécule chimique, l'oxygène, l'hydrogène ou le carbone sous forme d'oxhydryle
OH, de carboxyle CO^2H, l'azote et l'hydrogène
sous forme d'amidogène AzH^2, etc.; aussitôt
qu'elle possède une de ces associations spécifiques,
cette molécule prend les propriétés corrélatives
de la présence de ces radicaux, véritables organes
moléculaires qui réagissent sur la matière ambiante pour la modifier, la transformer, l'hy-
drater, l'isomériser, la dédoubler, etc., en un
mot la modifier, la transformer suivant la structure de chacune de ces parties agissantes.

Tel est le phénomène de l'assimilation, phénomène en partie mystérieux, comme l'est l'action des ferments qui y président. Nous pouvons
cependant résumer son mécanisme en quelques
mots : Les matières fondamentales des protoplasmas, les substances albuminoïdes, ne sont
pas celles-là mêmes qui ont été absorbées avec
les aliments, mais elles en diffèrent souvent assez
peu. L'assimilation s'en fait grâce à un double
mécanisme : L'albuminoïde alimentaire s'est
d'abord dédoublé, simplifié par hydratation, il
a pu pénétrer ainsi jusqu'au sang et aux cellules ;
celles-ci, par un mécanisme contraire, ou grâce
à des associations nouvelles que provoquent
leurs ferments, ont réassocié ces diverses parties
dans un ordre différent, et quelquefois provoqué
leur union à des substances plus simples, qui
ne joueront dans la molécule chimique nouvelle
qu'un rôle secondaire. Mais en réalité, les composés albuminoïdes de nouvelle formation, tout
en variant sensiblement, ont conservé leur type
primitif général.

Quant aux hydrates de carbone, sucres, amidons, etc., ils proviennent, comme on l'établira,
d'un dédoublement profond des substances protéiques, ou quelquefois ils sont simplement
issus des hydrates de carbone alimentaires.
Dans ce dernier cas, s'il y a eu nécessité d'assimilation, celle-ci s'est faite suivant ce même

mécanisme général qui préside à l'assimilation
des albuminoïdes, c'est-à-dire par hydratation
et simplification préalables suivies de déshydratation associant diversement les molécules plus
simples qui s'étaient formées dans la phase
hydrolysante.

Les corps gras proviennent en grande partie,
comme on le verra, d'une fermentation destruc-
tive des sucres avec dégagement corrélatif
d'acide carbonique et d'eau.

CHAPITRE IV

—

DÉSASSIMILATION DES ALBUMINOÏDES

Transformées par les ferments digestifs solubles qui les divisent pour ainsi dire en tronçons plus simples, aptes à se réunir sous d'autres formes ou à s'annexer d'autres substances pour réaliser dans les deux cas de nouvelles combinaisons, modifiés par les globules blancs dans les ganglions mésentériques et par les cellules hépatiques dans le foie, les principes alimentaires arrivent aux divers organes, non dans l'état où ils existaient dans les aliments, ni dans celui où ils seront définitivement utilisés, mais sous une forme intermédiaire. Comme nous l'avons vu, le phénomène de l'assimilation se continue et se complète d'une manière pour ainsi dire silencieuse en chaque espèce de cellule réparant sans cesse les pertes dues au fonctionnement ; la désassimilation est la conséquence de cette activité. Du fonctionnement du protoplasma résulte la formation de diverses substances plus simples, produits de dédoublement ou de fermentations simplificatrices.

De ces dérivés issus de l'activité du protoplasma, les uns sont momentanément emmagasinées, pour être successivement utilisés ou
simplifiés, les autres servent aux besoins immédiats de la cellule, d'autres sont excrétés par elle,
soit pour fournir à des fonctions d'un ordre plus
général (produits de secrétion), soit pour être
immédiatement éliminés.

Cette série de transformations, que nous allons
analyser dans ses détails, se produit au sein d'un
protoplasma alcalin chez l'animal, et, en ce qui
touche en particulier aux dédoublements des
matières albuminoïdes de ce protoplasma, dans un
milieu essentiellement privé d'oxygène, et même
dans un milieu réducteur, contrairement à ce
qui a toujours été pensé avant nous.

Nous allons, en effet, essayer de démontrer
que le protoplasma de la plupart des cellules de
l'économie est hydrogénant; qu'il édifie, sécrète
et organise ses produits spéciaux à l'abri de toute
intervention de l'oxygène, et que ce n'est que
dans une phase secondaire que ce dernier gaz
concourt à détruire les produits issus de la phase
initiale, la phase anaérobie.

Dès 1881, au cours de mes recherches sur les
fermentations bactériennes, j'observais que les
corps amidés, les sels ammoniacaux, les phénols,
l'acide carbonique que nous trouvons dans nos
principales excrétions, sont également les pro-

duits qui dérivent *in vitro* de la destruction
anaérobie des albuminoïdes de nos tissus sous
l'action des ferments putréfactifs ; que, par conséquent, la destruction de ces matières par ces
ferments, à l'abri de l'air, ressemble singulière-
ment à leur désassimilation au sein de nos
organes. Même point de départ, même point
d'arrivée. Tel fut le premier indice qui me mit
sur la voie de l'hypothèse, et plus tard, de la
découverte de la vie anaérobie des tissus et des
cellules animales. Il est vrai que, dans les fermentations bactériennes anaérobies ou putréfactives, il ne se fait généralement pas d'urée, à sa
place apparaissent l'ammoniaque et de l'acide
carbonique. Mais on remarquera que ces deux
substances, si abondantes dans les fermentations
bactériennes, sont les produits mêmes de l'hydratation de l'urée; et si celle-ci n'apparaît pas,
c'est que certainement le ferment ammoniacal,
ferment soluble que sécrètent la plupart des bactéries, agissant sur l'urée qui tend à se produire
la transforme secondairement, par voie d'hydratation, en acide carbonique et ammoniaque. De
fait, à la production de l'urée près, nos tissus
semblent dédoubler les matières albuminoïdes à
la façon des ferments anaérobies. Encore n'est-ce
point là une différence fondamentale, ainsi que
nous venons de l'expliquer. Du reste, on a vu
(p. 65), qu'il existe des ferments bactériens, en

particulier, les thyrothix, qui transforment sans
aucune intervention de l'air les substances protéiques en amides divers, acides gras, acide
carbonique et *urée*, tout à fait comme elles sont
transformées dans nos tissus. Il ne semble donc
pas, *a priori*, contrairement à ce qu'on a cru
généralement jusqu'à nous, que la formation des
produits oxygénés de nos humeurs et sécrétions,
urée, acide carbonique, amides complexes, leucomaïnes, etc., dérive nécessairement, du moins
pour la totalité, de phénomènes d'oxydation.

D'ailleurs, loin d'être un milieu oxydant, le
protoplasma vivant de la cellule paraît bien
plutôt réducteur. Vient-on à faire ingérer aux
animaux des iodates ou des bromates en petite
quantité, on retrouve ces sels dans leurs urines
réduits à l'état d'iodures ou de bromures. L'acide
sulfoindigotique, en traversant l'économie, passe
à l'état d'indigo blanc en s'unissant à deux
atomes d'hydrogène :

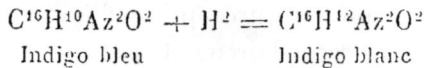

$$C^{16}H^{10}Az^2O^2 + H^2 = C^{16}H^{12}Az^2O^2$$
$$\text{Indigo bleu} \qquad \text{Indigo blanc}$$

Déversée dans le sang, la bilirubine s'hydrate
et s'hydrogénise en se transformant en urobi-
line que l'on retrouve dans les urines :

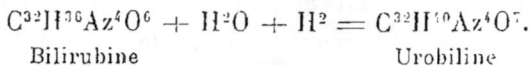

$$C^{32}H^{36}Az^4O^6 + H^2O + H^2 = C^{32}H^{40}Az^4O^7.$$
$$\text{Bilirubine} \qquad \text{Urobiline}$$

L'indogène, les ptomaïnes, les matières extrac-

tives, que l'on trouve en plus ou moins grande
proportion à l'état normal dans les urines, sont
encore des produits de réduction aptes eux-mêmes
à réduire la teinture de gaïac bleuie qui se
décolore à leur contact. La substance que M. de
Rey-Pailhade extrait des tissus frais par l'alcool
faible et froid, et qui jouit de la remarquable
propriété de donner de l'hydrogène sulfuré lorsqu'on la broie avec du soufre en poudre, est encore un de ces principes surhydrogénés et réducteurs de la cellule vivante.

Ces observations montrent que, s'il est vrai
que, chez l'animal, le sang riche en oxyhémoglobine est un milieu oxydant ([1]), les cellules
elles-mêmes, du moins celles qui ne sont pas,
comme les globules blancs, directement immer-
gées dans le sang, constituent plutôt un milieu
désoxydant. En 1890, j'ai tiré parti d'expériences
très ingénieuses faites par Ehrlich dans un tout
autre but, pour compléter la démonstration de
cette proposition, démonstration que je poursui-
vais alors depuis près de 10 ans, que le protoplasma des cellules est un milieu réducteur. Ehrlich fait pénétrer directement dans le sang, chez
un animal vivant, à l'état de sels de soude inof-

([1]) Nous verrons plus loin que l'oxyhémoglobine
elle-même ne cède son oxygène aux corps oxydables
que sous l'influence d'un agent spécial venu des tissus,
le *ferment oxydant*.

fensifs, des matières colorées puissantes, telles
que les bleus d'alizarine ou de céruléine, substances aptes, dès qu'elles rencontrent l'hydrogène
naissant, à s'unir à lui en donnant des leuco-
dérivés incolores. La disparition de la couleur
bleue, partout où elle se produit chez l'animal
injecté, permet donc de déterminer à simple vue
le pouvoir réducteur hydrogénant de chaque
tissu. Après l'injection, on sacrifie l'animal et
l'on examine aussitôt la coloration de ses divers
organes. Ces expériences ont donné les résultats
suivants :

Le sérum du sang de l'animal injecté est bleu,
ainsi que celui de la lymphe et la synovie ;

Les parties blanches du cerveau et de la
moelle sont décolorées, *entièrement exemptés
de bleu*. Elles sont donc essentiellement réductrices. Les parties grises, au contraire, de
ces mêmes organes, restent colorées par le bleu
de céruléine; les nerfs périphériques sont très
légèrement bleus ;

Les muscles striés et lisses sont presque décolorés ;

Les synoviales restent bleues ;

Les cartilages sont décolorés ;

Les os sont décolorés ou bleus par zones ;

J'ai voulu répéter et compléter ces expériences
qui venaient donner une si importante confir-
mation à mes idées sur le pouvoir réducteur des

cellules vivantes. J'opérais généralement sur des lapins. On ouvrait d'abord la jugulaire, puis la carotide et quand le flot de sang s'était écoulé, on injectait par la carotide, chez l'animal encore vivant, une solution au dix-millième, solution encore très colorée, de sulfofuchsine, de vert malachite (chlorure de triphényl-tétra-amido-méthane-tétraméthylé) ou de bleu de méthylène (chlorhydrate de tétraméthyl-diamidothio-di-phénylamine). Ces trois substances, la première acide, les autres basiques, ont la propriété de se décolorer partout où elles rencontrent un milieu réducteur. Leur solution était faite non pas dans de l'eau pure, mais dans du sérum artificiel ($7^{gr},5$ de Na Cl par litre); elle était injectée à l'animal à 38 degrés. On faisait passer la solution colorée jusqu'à ce qu'elle s'écoulât par la jugulaire entièrement exempte de sang. Dans ces conditions, l'animal vivait presque jusqu'à la fin de l'expérience; il était sacrifié aussitôt après. L'examen de ses divers organes a révélé les faits suivants, en général confirmatifs des observations précédentes et les rectifiant ou complétant sur plusieurs points :

Le *poumon* est toujours décoloré : c'est un organe dont le parenchyme est essentiellement réducteur.

Il en est de même du *foie*. La disparition de la matière colorante est toujours complète dans ces deux organes, sauf dans la lumière des gros vaisseaux sanguins.

Les *reins* sont toujours décolorés, sauf le hile et une zone linéaire étroite un peu au-dessous de la surface du rein ; plus tard la coupe de l'organe se recolore à l'air.

Les *capsules surrénales* sont décolorées.

Le *cerveau*, le *cervelet*, la *moelle* sont décolorés *en totalité*, sauf l'intérieur des ventricules.

La *rate* est exempte de toute couleur étrangère.

Il en est de même des *trompes* chez les lapines. Les testicules sont décolorés en partie.

Les *muscles* sont décolorés par place suivant leur nature ; en somme, ils paraissent doués d'un pouvoir réducteur beaucoup plus faible que la plupart des organes précédents.

Le *cœur* est entièrement décoloré. Sauf les parties tendineuses et l'endocarde.

La *peau* et les *aponévroses* restent, en général, colorés, ainsi que les membranes de l'*estomac* ou des *intestins* et la *vessie*.

Le *tissu adipeux*, est décoloré par place.

Les *cartilages* et les *tendons* sont décolorés ; les *os* le sont seulement par place.

Les *urines* sont toujours décolorées.

Les *glandes salivaires* sont aussi décolorées.

Il ressort de ces expériences que, durant la vie, les poumons, le foie, les reins, les capsules surrénales, le cœur, la rate, les tendons, les carti-

lages, les glandes, en général, et à un moindre
degré, les muscles de la vie de relation, le tissu
adipeux, les os, c'est-à-dire presque tous les
tissus de l'économie, se comportent comme des
milieux réducteurs et hydrogénants, même en
présence du sang et durant la vie, et mieux encore, dès que le sang n'est plus à leur contact.

Aussitôt après la mort, le pouvoir réducteur
augmente beaucoup, ce qui se conçoit par ces
deux raisons : 1° que l'arrivée incessante du sang
oxydant tend à contrebalancer sans cesse et à
faire disparaître les actions réductrices ; 2° que
celles-ci continuent à s'exercer *post mortem* par
une sorte de fonctionnement résiduel que nous
avons démontré il y a longtemps, en particulier
pour le tissu musculaire [1].

Le cerveau tout entier, et les muscles lisses et
striés des animaux injectés à la céruléine, se décolorent complètement 2 à 15 minutes après la
mort. Au bout de 15 à 45 minutes, les glandes
lacrymales, parotides et lymphatiques, ainsi que
le cœur, se décolorent également. D'après Ehrlich, le pancréas et les glandes sub-maxillaires
ne se décolorent que très tardivement ou pas
du tout. Mes expériences ne confirment pas ce
dernier point [2].

[1] A. Gautier et L. Landi. — *Archives de Physiologie de Brown-Séquard*, janvier 1893.

[2] Elles montrent que ces glandes se décolorent, au
contraire, déjà durant la vie.

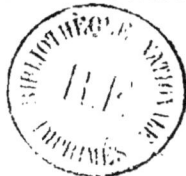

Il est facile de compléter ces essais *in vitro*, ainsi que je l'ai fait avec la pulpe du foie ou les muscles. Que l'on mette quelques heures au contact, dans une atmosphère d'acide carbonique, tremper des lanières de viande fraîche dans des solutions étendues d'acide sulfindigotique, de bromate ou d'iodure de potassium, on remarquera bientôt que l'indigo passe à l'état d'indigo blanc; que les bromates et iodates sont réduits, transformés en iodure ou bromure de potassium. On réussit de même avec la levure de bière en place de chair musculaire.

Ainsi la majeure partie des cellules de l'économie et, en particulier, les parties centrales des protoplasmas où se produisent les phénomènes d'assimilation sont essentiellement réductrices. Ce ne peut donc être qu'à la périphérie des cellules, en dehors d'elles pour ainsi dire, que grâce à l'arrivée du sang oxygéné, pourront se produire les phénomènes d'oxydation d'où résultera la désassimilation complète, la désassimilation combustive.

Bokorny a démontré que le principe réducteur de la cellule est fixé dans le protoplasma, qu'il est colloïde, non dialysable, alcalin, et que son pouvoir disparaît sous l'influence des acides même très étendus.

Ainsi se trouve confirmée, par ces expériences, l'observation que je faisais dès 1881 que la vie

anaérobie, que l'on croyait alors n'être propre
qu'à certains microorganismes inférieurs, en
particulier aux schizomycètes, est le mode de
fonctionnement essentiel, primitif, de la plupart des protoplasmas. Je me fondais, pour établir ce fait fondamental, certes bien imprévu,
sur trois ordres de preuves : le premier, que
l'organisme animal produit un certain nombre
de matières réduites, entre autres les ptomaïnes et les leucomaïnes que je venais de
découvrir ; le second, qu'on trouve dans les
humeurs de l'économie l'ensemble des substances mêmes que je venais de montrer se former
au cours de la décomposition bactérienne des albuminoïdes : acide lactique, acides gras divers,
corps amidés, phénols, acide carbonique et ammoniaque, ces deux derniers remplaçant l'urée
que nous rejetons. Je tirais ma troisième preuve
de cette observation que la quantité d'oxygène
dosée dans la totalité de nos excrétions dépasse
de 19 °/₀ environ, c'est-à-dire de près de un
cinquième, la quantité d'oxygène empruntée
à l'air inspiré ([1]), d'où il suit que le cinquième
à peu près des produits rejetés par l'animal se
forme par simple dédoublement fermentatif,

([1]) Voir ma lettre à la *Gazette Hebdomadaire*, 1er juil-
let 1881, et mon mémoire sur *Le fonctionnement anaérobie des tissus animaux*, dans les *Archives de Physiologie* de Brown-Sequard, 5e série, t. IV ; p. 1.

sans intervention de l'oxygène de l'air, en
vertu d'un fonctionnement anaérobie compa-
comparable à celui du ferment butyrique, de la
levure de bière fonctionnant à l'abri de l'air, ou
des bactéries putréfactives.

Lors donc que les substances albuminoïdes se
transforment dans nos cellules en amides complexes, urée, principes gras et hydrates de carbone, ces dérivés ne sauraient généralement provenir d'une oxydation des albuminoïdes protoplasmiques. Ils résultent, directement ou indirectement, de la destruction des corps protéiques
par fermentation bactérienne anaérobie. Que ce
dédoublement fermentatif se passe dans le foie,
dans les muscles, les reins, ou dans d'autres
cellules de l'économie, en fait, l'urée ou les
substances analogues, créatine, uréides, corps
xanthiques, etc., et la plupart des autres produits
azotés de nos excrétions ne sauraient provenir
d'une oxydation, formés qu'ils sont dans la cellule en milieu réducteur. Ils empruntent donc
leur oxygène à celui qui existe déjà combiné dans
les matières albuminoïdes se dédoublant sans
que l'air intervienne. Plus loin, nous revien-
drons, à propos de chacun de ces dérivés azotés,
sur le mécanisme qui leur donne naissance.
Leur production, comme celle de l'urée est,
pour ainsi dire, la mesure de la vie anaérobie
des protoplasmas.

Mais en détruisant ainsi par fermentation ses albuminoïdes, chaque cellule a ses variantes et son mode d'action, et de même que nous avons vu le mycoderma aceti donner de l'acide acétique, le mycoderma vini produire seulement de l'acide carbonique, avec le même alcool pour aliment, de même chaque espèce de cellule animale détruit l'albuminoïde à sa façon : dans le foie, à côté de l'urée, apparaissent la cholestérine, le glycogène, le glycocolle et la taurine ; dans la plupart des autres cellules, en particulier dans les cellules conjonctives ou adipeuses, la destruction de ces mêmes substances protéiques est accompagnée de la formation de graisses, d'acide lactique, de corps amidés et de glycogène qui lui-même se transforme généralement en graisse ainsi que nous allons le voir.

L'équation suivante permet d'expliquer la production de ces diverses substances aux dépens des albuminoïdes des cellules :

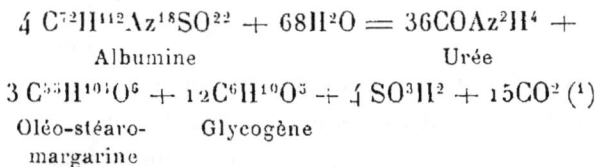

$$4\ C^{72}H^{112}Az^{18}SO^{22} + 68H^2O = 36COAz^2H^4 +$$
$$\text{Albumine} \qquad\qquad\qquad \text{Urée}$$
$$3\ C^{55}H^{104}O^6 + 12C^6H^{10}O^5 + 4\ SO^3H^2 + 15CO^2 \text{ (}^1\text{)}$$
$$\text{Oléo-stéaro-} \qquad \text{Glycogène}$$
$$\text{margarine}$$

équation où nous faisons, pour le moment,

(¹) Nous prenons ici pour l'albumine la formule la plus simple qui réponde à sa composition centésimale.

abstraction des produits intermédiaires ou de
ceux qui ne se forment qu'en minime quantité.

Cette équation nous explique donc comment
peut se produire simultanément, par une simple
hydratation des albuminoïdes, l'urée, les corps
gras, le glycogène et la glycose, dernières substances qui se changent elles-mêmes en graisses
en perdant CO^2, et qui peuvent aussi se détruire par oxydation, ainsi que nous le montrerons plus loin.

Le glycogène ou la glycose ne se rencontrent
pas toujours, il est vrai, dans les produits de dédoublement des protoplasmas cellulaires. Mais
toujours on y trouve des corps gras comme
termes de régression des albuminoïdes. Or, nous
verrons que les graisses semblent provenir directement de la glycose ou du glycogène par perte
d'acide carbonique :

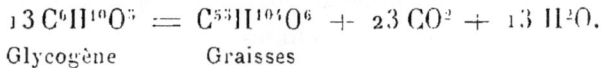

$$13\ C^6H^{10}O^5 = C^{53}H^{104}O^6 + 23\ CO^2 + 13\ H^2O.$$
Glycogène   Graisses

De cette première phase de la destruction des
albuminoïdes au sein des protoplasmas réducteurs résultent finalement de l'urée, des sucres,
du glycogène, des corps gras, des acides lactiques
et autres acides, accompagnés d'une petite quantité de tyrosine qui se forme nécessairement
dans l'hydrolyse de la plupart des substances
protéiques, du glycocolle, de la taurine qui em-

porte tout le soufre de ces corps, enfin, et comme
intermédiaires entre les albuminoïdes et les dérivés précédents, l'ensemble des autres matières
azotées de l'économie, créatine, corps uriques,
leucomaïnes, etc.

Parmi ces substances, les unes, telles que l'urée,
la créatine (en se transformant en créatinine),
les leucomaïnes, etc., passent dans les urines et
sont directement excrétées sans subir de transformations ultérieures ; d'autres, le glycocolle,
la taurine, s'écoulent par la bile à l'état d'acides
conjugués, glycocholique et taurocholique ; la
tyrosine se retrouve dans les glandes, non sans
qu'une partie notable en soit détruite par oxydation et transformée en acide benzoïque. Ce
dernier en s'unissant au glycocolle donne l'acide
hippurique qui passe à son tour dans les
urines ([1]). Mais, en général, les acides amidés,
tels que la leucine, se transforment en urée en
unissant leur azote ammoniacal au groupement
cyanique COAzH qui fait partie essentielle de
la constitution de toute molécule albuminoïde :

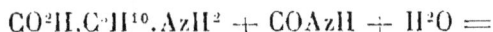

$$CO^2H.C^5H^{10}.AzH^2 + COAzH + H^2O =$$
Leucine

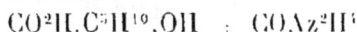

$$CO^2H.C^5H^{10}.OH \quad ; \quad CO Az^2H^4$$
Acide oxycaproïque   Urée

([1]) Si l'on injecte dans l'artère d'un rein fraîchement enlevé à l'animal, du sang ayant reçu un mélange
de glycocolle et d'acide benzoïque, ce sang sort de cet
organe chargé d'acide hippurique.

En fait, il est expérimentalement démontré aujourd'hui que l'ingestion de ces acides amidés augmente, proportionnellement à leur azote, la quantité d'urée excrétée. Enfin, des acides lactiques formés en même temps que les corps précédents, une partie s'oxyde, comme nous le verrons, et s'unit à l'urée pour donner les uréides, l'acide urique en particulier, tandis qu'une autre passe dans le sang à l'état de sels de soude pour y subir une série d'oxydations sur lesquelles on reviendra.

Des principes albuminoïdes fournis à l'économie par l'alimentation, assimilés ensuite, puis détruits au cours de cette première phase où la cellule fonctionne à l'abri de l'oxygène, il ne reste donc plus, après l'excrétion des corps azotés précédents, que des dérivés ternaires : hydrates de carbone, substances grasses, acides gras ou lactiques, qui vont subir, soit dans le sang, soit à la périphérie des cellules, une oxydation plus ou moins complète. Cette *désassimilation par oxydation* qui, grâce à son éclat, à l'évidence des produits de combustion, à la chaleur qu'elle développe, avait seule frappé jusqu'ici la plupart des physiologistes, constitue la *seconde phase*, la phase aérobie du grand phénomène de la désassimilation. C'est celle qui va fournir à l'économie, par la transformation des sucres et graisses en produits suroxygénés, l'eau et l'acide carbonique en particulier, un supplément considérable de chaleur et d'énergie.

Nous verrons plus loin que les hydrates de carbone s'oxydent par degrés dans le sang, mais que leur plus grande masse subit au préalable une sorte de fermentation, avec départ d'acide carbonique, ayant pour effet de les changer en graisses. Emmagasinés dans les cellules, surtout dans celles du tissu adipeux, les corps gras subissent à leur tour une saponification d'où résulte, d'une part, de la glycérine, de l'autre, des acides gras qui, dissous dans le sang en vertu de sa légère alcalinité, sont peu à peu brûlés et finalement transformés en eau et acide carbonique avec production considérable de chaleur.

Grâce à cette série d'oxydations finales et complètes qui succède à la phase des dédoublements fermentatifs anaérobie, la matière alimentaire initialement chargée d'énergie s'est ainsi graduellement transformée en corps solubles ou volatils, saturés d'oxygène, corps incapables de combustions plus avancées dans l'économie, par conséquent, désormais inutiles et destinés à être éliminés.

Encore ces phénomènes d'oxydation qui se passent dans le sang ou à la périphérie des cellules ne sont-ils pas directs : les principes les plus oxydables, les aldéhydes, les sucres, etc., lorsqu'on les mélange au sang artériel ne s'y oxydent presque pas. Ils en absorbent, au contraire, rapidement l'oxygène si l'on ajoute à ce sang une petite quantité de pulpe fraîche de divers organes, poumons, muscles, etc. Ces observations sur lesquelles on reviendra, démontrent à leur tour combien était précaire et mal définie l'hypothèse qui voulait que l'oxygène du sang, ou de son oxyhémoglobine, fut suffisant pour expliquer, par des simples réactions oxydantes, la formation dans nos tissus de l'urée, des graisses, ou même de l'acide carbonique et de l'eau aux dépens des substances protéiques.

CHAPITRE V

DÉSASSIMILATION DES CORPS PROTÉIQUES. DÉRIVÉS ALBUMINOÏDES. — TOXINES

Nous connaissons maintenant, dans ses lignes générales, le mécanisme par lequel l'animal régénère le protoplasma de ses cellules grâce à l'arrivée incessante de matériaux albuminoïdes alimentaires, dédoublés, simplifiés par hydratation, isomérisés dans leur passage à travers les lymphatiques intestinaux et le foie. Nous savons aussi que chaque espèce de cellules assimile ou produit des matières protéiques spécifiques en unissant entre elles les substances issues de ces transformations préparatoires. Nous avons vu enfin, qu'ainsi constitué, chaque protoplasma, par le jeu même de son activité, détruit ses principes albuminoïdes constitutifs surtout en vertu de phénomènes fermentatifs anaérobies dont le mécanisme principal consiste en une série d'hydratation qui désagrégent la molécule protéique. Le glycogène, la glycose, les graisses, quelques corps amidés, et dans certaines cel-

lules, la créatine et la cholestérine, sont les
principaux termes de cette première phase de
dédoublements des albuminoïdes. Nous avons
dit que ce n'est que postérieurement, dans une
phase secondaire du processus désassimilateur,
que les hydrates de carbone et les graisses
formés dans la première phase sont définitivement brûlés.

Dans cette seconde période, période de combustion ou aérobie, les phénomènes de désassimilation se localisent dans le sang ou à la périphérie des cellules. Sous l'influence de l'oxygène,
les produits formés d'abord à l'abri de l'air disparaissent à leur tour brûlés par l'oxygène, de
sorte qu'ici les termes ultimes sont presque toujours les mêmes : l'eau et l'acide carbonique.
Comme termes intermédiaires, nous trouvons les
différents acides dérivés de l'oxydation successive
et graduelle des acides gras : acides succinique
et oxalique produits par une oxydation très
avancée ; acides lactique et autres homologues
qui vont s'oxyder ensuite dans le sang, etc. Au
cours de cette oxydation graduelle, ce sont toujours des sucres, des graisses, des acides gras,
qui disparaissent quelle que soit la cellule, pour
donner les mêmes produits définitifs et à peu
près les mêmes intermédiaires.

Il n'en est pas ainsi de la phase initiale, anaérobie, où tout se résume en dédoublements fer-

mentatifs ; les protoplasmas qui se détruisent, surtout par hydratation, sont constitués par des principes différents en chaque espèce de cellules ; avant de se transformer en urée, créatine, corps uriques, hydrates de carbone, acides gras, les substances protéiques diverses de ces protoplasmas passent par une série d'états, variables en chaque cas, d'où résultent une foule de dérivés azotés dont nous n'avons pas jusqu'ici parlé pour ne pas compliquer notre exposé, mais qui, vu leur activité spécifique souvent très grande, leur enchaînement mutuel et leurs relations entre eux et avec les albuminoïdes dont ils procèdent, aussi bien qu'avec l'urée vers laquelle ils tendent, méritent une étude spéciale.

Nous n'avons pas à décrire dans cet Ouvrage chacun de ces dérivés azotés des albuminoïdes. Il nous suffira seulement de les ranger ici par classes naturelles, de montrer leur filiation, leur origine et leur sort, de chercher d'où ils viennent et comment ils se transforment par simplifications successives pour être définitivement éliminés à l'état de corps incombustibles et inertes. Quand il y aura lieu, nous insisterons sur le rôle physiologique ou nocif, quelquefois fort important, que ces dérivés jouent dans l'économie.

Classification des dérivés immédiats des matières albuminoïdes. — Les dérivés azotés

des albuminoïdes, corps intermédiaires entre les
substances protéiques des protoplasmas et l'urée,
terme définitif de ces transformations, peuvent
être rangés en quatre classes que nous inscri-
vons ici dans l'ordre même suivant lequel ces
composés se succèdent au cours de la désassimilation cellulaire :

1ʳᵉ CLASSE : *Dérivés protéiques des albuminoïdes.*

    Peptones ; toxalbumines ; toxines ;
    Diastases ou ferments solubles ;
    Venins et vaccins.

2ᵉ CLASSE : *Corps amides* :

    Amides complexes.
    Acides gras amidés.
    Tyrosine.
    Corps amidés sulfurés.

3ᵉ CLASSE : *Leucomaïnes ou bases animales.*

    Leucomaïnes névriniques ;
         //   créatiniques ;
         //   xanthiques ;
         //   non classées.
    Appendice : Ptomaïnes.

4ᵉ CLASSE : *Uréides.*

    Mono-uréides.
    Diuréides, etc.

Nous allons, pour chacune de ces familles, donner l'indication de leur origine, de leurs dédoublements principaux et de leur rôle dans l'économie.

A. — DÉRIVÉS ALBUMINOÏDES

a) **Peptones**. — On a vu que les matières proétiques se transforment en peptones par hydratation dans l'intestin. On peut préparer ces mêmes corps en recourant à l'action prolongée sur les albuminoïdes, des acides ou des bases étendus, ou simplement de l'eau surchauffée. On a dit que, tout en ayant un poids moléculaire beaucoup plus petit que les principes protéiques primitifs, ces peptones gardent cependant les caractères généraux des albuminoïdes dont elles constituent les dérivés les plus immédiats.

On trouve des peptones dans certaines cellules végétales ou animales, et jusque dans le sang et les humeurs dans quelques cas pathologiques.

Comme les substances protéiques, les peptones contiennent les cinq éléments : carbone, hydrogène, oxygène, azote, soufre, et dans des proportions analogues ; elles sont, comme elles, aptes à se transformer, en s'hydratant, en amides complexes qu'accompagnent l'urée et l'oxamide transformables elles-mêmes, par hydratation subséquente, en carbonate et oxalate d'ammoniaque. Par une hydrolyse plus avancée, les peptones

se dédoublent en acides amidés : leucine, glycocolle, tyrosine, etc., et même en sels ammoniacaux. Elles répondent aux réactions de Millon et
du biuret. Elles sont donc albuminoïdes.

Les peptones sont caractérisées par leur incoa-
gulabilité par la chaleur et leur inaptitude à
être séparées de leurs solutions aqueuses par
addition de solutions, même concentrées, des
divers sels neutres alcalins ou terreux, ainsi que
par le sulfate de magnésie et celui d'ammoniaque
en poudre, sels qui précipitent toutes les autres matières albuminoïdes. Elles sont remarquables encore par leur grande solubilité dans
l'eau ou l'alcool affaibli, et leur non-précipita-
bilité par l'acide nitrique ou le ferro-cyanure de
potassium acétique. Elles diffèrent des albuminoïdes, dont elles dérivent, en particulier par
leur faible poids moléculaire.

Entre autres réactions, on reconnaît les peptones à ce que leur solution additionnée de quelques gouttes de sulfate de cuivre *très étendu*,
puis de lessive de soude, se colorent en beau rose
violacé. Elles ne sont pas précipitables par les
sels des métaux lourds, si ce n'est par les azo-
tates et acétates neutres de mercure et d'argent,
le sublimé, le sous-acétate de plomb, les sels
de platine.

A la façon des albuminoïdes des protoplasmas,
mais de façon bien plus accentuée que chez ces der-

nières, les peptones jouissent du double caractère acide et basique. Comme acides, elles s'unissent aux alcalis et terres alcalines pour donner des peptonates solubles ; elles chassent même l'acide carbonique des carbonates terreux et rougissent un peu le tournesol. En même temps, véritables alcaloïdes faibles, les peptones précipitent par les acides phosphotungstique et phosmolybdiques en liqueurs acides, par l'iodure de potassium ioduré, l'iodomercurate de potassium, l'iodure de potassium ioduré. Elles donnent des chloro-platinates généralement solubles et incristallisables ou difficilement cristallisables.

Ces caractères de basicité très nette des peptones, caractères à peine sensibles dans les albuminoïdes primitifs dont elles dérivent, en font les premiers termes, les termes les plus complexes de la série des bases animales ou leucomaïnes. Avant mes recherches sur ces dernières substances, ces propriétés alcaloïdiques passaient comme inaperçues ou du moins restaient sans intérêt ; aujourd'hui, nous remarquons tout de suite que ces caractères rapprochent les peptones des alcaloïdes toxiques végétaux ou animaux. Les toxalbumines et quelques diastases sécrétées par les microbes, par les globules blancs et par certaines glandes, jouissant comme les peptones de cette double caractéristique albuminoïde et basique doivent, à ce titre, entrer dans la famille des leucomaïnes ou bases complexes produites par les animaux.

Les peptones et les toxalbumines forment donc la sous-classe des leucomaïnes protéiques.

Quoiqu'on ait cru d'abord l'avoir établi par un grand nombre d'expériences, les peptones proprement dites ne sont point toxiques. M. Fiquet a surabondamment démontré que lorsqu'elles ont été purifiées des alcaloïdes toxiques qui les accompagnent généralement, on peut les injecter impunément aux animaux, dans le sang ou sous la peau, à la dose de plusieurs grammes par kilogramme d'animal vivant. Elles n'ont pas davantage, lorsqu'elles sont pures, la propriété d'enrayer la coagulation du sang.

Ce n'est pas seulement dans les produits de la digestion stomacale et intestinale qu'on rencontre des peptones. On en trouve dans beaucoup de cellules animales ou végétales, en particulier dans les globules blancs, dans les corpuscules lymphatiques émigrés des vaisseaux, dans les cellules embryonnaires, dans les glandes, et même en quelques cas (foyers purulents, maladies nerveuses), dans le sang et les urines ; enfin il en existe dans les venins. Beaucoup de microbes doivent leur nocivité aux peptones vénéneuses qu'ils sécrètent.

Il est très probable que la peptonisation des albuminoïdes qui se produit dans beaucoup de cellules de l'économie, tient à la présence, dans ces cellules, d'une certaine quantité de pepsines ou de ferments analogues (papaïne, trypsine, etc.), substances que l'on a plusieurs fois signalées en dehors des glandes gastriques et intestinales, par exemple dans les glandes lymphatiques et jusque dans les urines normales.

b) **Toxalbumines ; toxines.** — Beaucoup de tissus normaux épuisés par l'eau froide, et mieux encore par l'eau salée à 7 ou 8 pour 1 000, fournissent des extraits qui, privés par dialyse de leurs parties cristallisables, agissent comme de vrais toxiques : tels sont, par exemple, les extraits de rate et surtout de foie. Une dose d'extrait hépatique répondant à 15 ou 20^{gr} de ce dernier tissu, produit chez les animaux une lassitude extrême avec contraction pupillaire ; au bout de 1 à 2 heures, ils sont pris de diarrhée, et meurent dans la prostration (Roger). L'extrait aqueux des reins, fait à froid, est pyrétogène (Lépine). Cette toxicité paraît tenir surtout à certaines matières albuminoïdes spécifiques solubles, comparables aux diastases toxiques, car, après avoir été portées à 100°, les liqueurs perdent en grande partie leur toxicité.

La production d'albuminoïdes vénéneux par les animaux et les plantes est aujourd'hui bien établie. Il faut remonter jusqu'en 1843 pour trouver la première mention de ces corps. A

cette époque, le prince Lucien Bonaparte étudiant
le venin de vipère remarqua que l'échidnine,
son principe actif, est de nature protéique. De
1880 à 1883, en Amérique, Weir Mitchell d'abord,
puis T. Reichardt, firent l'observation que le
venin des serpents, en particulier celui de serpent à sonnettes et de serpent mocassin, contiennent trois substances albuminoïdes : une
veno-peptone, une *veno-globuline*, et une *veno-
albumine*. Les deux premières seules sont vénéneuses. Ils observèrent que la température de
100° altère sensiblement l'action de ces substances sans la faire disparaître. Wall établit
que lorsqu'on chauffe le venin de daboïa, *il
perd son pouvoir convulsivant mais non sa
toxicité*, comme si l'une de ses matières actives
seule était altérée par la chaleur.

Peu de temps après ces recherches, N. Wol-
fenden retira du venin de *cobra capello* une
peptone inactive, avec une globuline, une sérine
et une caséine très toxiques. La sérine tue par
paralysie ascendante de la moelle ; la globuline,
la plus puissante des trois, attaque les centres
respiratoires ; la caséine agit de même, mais
plus faiblement.

On sait aujourd'hui que le sang d'animaux
réputés inoffensifs peut contenir des albuminoïdes toxiques, tel est le sang de l'anguille et
des murénides (A. Mosso), le sang de couleuvre

(Physalix et Bertrand), celui de la vipère, de la salamandre, du hérisson. Enfin l'on a observé que certaines araignées produisent aussi des toxalbumines.

Cette propriété de l'économie de former ainsi des albuminoïdes toxiques dans certaines de ses cellules est donc assez générale, aussi bien chez les grands animaux que chez les êtres inférieurs : les champignons, les moississures et les microbes fabriquent souvent des toxalbumines. Christmas a établi que le poison sécrété par le staphylococcus aureus est de nature albuminoïde ; il a toutes les propriétés générales de ces matières, se digère par la pepsine en laissant un résidu de nucléine. Injectée sous la peau, il produit une cachexie chronique (Gamaléia).

Des albumines vénéneuses ont été signalées aussi dans les graines de ricin, dans celles du lupin jaune et d'autres légumineuses, dans les fruits du papayer et du jequirity, dans l'écorce du robinia pseudo-acacia, etc.

Toutes ces toxines perdent en grande partie leur activité lorsqu'on les chauffe, alors même que leurs extraits ne se coagulent pas. La plupart de ces albumo-toxines paraissent, comme le sont certainement celles du sang d'anguille ou de hérisson, être des produits d'assimilation protoplasmique, plutôt que des principes de désassimilation. Leur toxicité tient à leur constitution moléculaire.

c) **Ferments diastasiques; toxines**. — Des toxalbumines aux diastases et aux toxines proprement dites, il n'y a qu'un pas. Toutefois l'origine de celles-ci est plus particulièrement végétale. En général, les toxines sont des dérivés plus ou moins prochains des corps albuminoïdes. Très souvent, elles sont riches en phosphore et appartiennent à la classe des *nucléines*, quelquefois des *nucléo-albumines*. Ces dernières sont aptes à se dédoubler par les ferments digestifs, et, d'une façon générale, par hydratation, en albuminoïdes divers et en *nucléines*. Ces nucléines sont de nature analogue à celles qui constituent les noyaux des cellules, et que l'on trouve aussi, quoique en plus faible quantité, dans les protoplasmas. Quelle qu'en soit l'origine, elles sont caractérisées par leur richesse en phosphore et leur propriété de donner sous l'influence des acides ou des bases étendues un acide nucléinique ([1]) apte à se dédoubler, par hydrolyse, en acide phosphorique et bases diverses : guanine, adénine, sarcine, xanthine, protamine et autres bases... que l'on retrouve dans la plupart des tissus ou excrétions, et qui, à doses même faibles, sont assez vénéneuses.

Les toxines proprement dites, en particulier

([1]) Au moins les nucléines vraies ou kernucléines. Les paranucléines donnent aussi par leur dédoublement de l'acide phosphorique et d'autres bases plus simples.

celles que sécrètent les microbes pathogènes, sont très mal connues, étudiées qu'elles ont été par des médecins et des physiologistes plutôt que par des chimistes. Par leurs caractères généraux elles tiennent pour ainsi dire le milieu entre les albuminoïdes et les alcaloïdes proprement dits. Certaines, comme celle du *charbon* par exemple, jouissent de propriétés franchement albuminoïdes en même temps que de l'aptitude à s'unir faiblement aux acides et même à bleuir un peu le tournesol. En général, les toxines répondent à la réaction xanthoprotéique, à celle du biuret, de Millon et d'Adamkiewicz. Beaucoup se séparent de leurs solutions si l'on additionne celles-ci de sulfate de magnésie en poudre et en excès ou de sulfate d'ammoniaque.

Mais il est aussi des toxines qui, tout en présentant certains caractères des albuminoïdes, s'en séparent en plusieurs points. Telle est la classe des toxines nucléiniques. La *tuberculine*, substance active qu'on retire des cultures du bacille de la phtisie, s'obtient en précipitant méthodiquement ces cultures par l'alcool. Par ses propriétés et sa composition, elle doit être rapprochée des nucléo-albumines. L'acide phosphotungstique, le tanin, le sulfate d'ammoniaque en poudre, la précipitent complètement ; elle est très riche en phosphore.

Le ferment actif de la morve, la malléine, est encore de nature albuminoïde ou très rapprochée. Il paraît en être de même de la diastase toxique de la péripneumonie épizootique des bêtes à cornes. Les cultures de bacilles du tétanos, du choléra, etc., doivent leur activité principale à de véritables toxines albuminoïdes très difficilement dialysables, précipitables par les sels alcalins ajoutés en excès, altérables par la chaleur et par les acides minéraux. Mais ces corps paraissent agir en même temps à la façon des ferments ou des diastases ; à dose infiniment faible, elles modifient les matières ambiantes albuminoïdes comme le font les albumotoxines des venins.

Dans leur beau travail sur la diphtérie [1] MM. Roux et Yersin ont établi que l'agent spécifique de cette maladie est aussi une diastase, probablement albuminoïde, sécrétée par le microbe spécifique. La chaleur de 58° suffit à atténuer considérablement son activité. Ce ferment soluble est entraîné par les précipités gélatineux ; son action ne se fait sentir qu'en milieu alcalin. Ce sont là des propriétés qui sont celles de beaucoup d'autres diastases.

A ces zymases toxiques, on peut ajouter le

---

[1] *Annales de l'Institut Pasteur*, t. II; p. 632 et *Ibid.*, t. VIII ; p. 601.

ferment soluble apte à invertir le sucre de canne,
ferment qu'on retire de la levure et de beaucoup
de moisissures par digestion avec l'eau et préci-
pitation par l'alcool. L'*invertine* jouit de la propriété d'élever rapidement, et pour quelques
heures seulement, la température des animaux
auxquels on l'injecte en petite proportion
(Roussy).

Toutes ces substances agissent à dose minime
et perdent leurs propriétés spécifiques par une
faible élévation de température.

Entre les albumotoxines des venins, des microbes ou des sangs vénéneux et les ferments diastasiques, il est difficile de marquer une limite
autre que leur origine ou leur plus ou moins
grande activité : $0^{gr},00008$ de venin de cobra
suffisent à tuer un kilogramme de lapin ; il faut,
pour produire le même effet, $0^{gr},0021$ de venin
de vipère ou $0^{gr},01$ de globuline de jequirity.

Ce n'est pas ici le lieu de chercher comment une
substance albuminoïde alimentaire inoffensive
peut se transformer en traversant telle ou telle
glande en un albuminoïde nouveau doué de propriétés toxiques redoutables. Au point de vue des
propriétés de la cellule, il n'y a rien là qui puisse
nous surprendre. Une espèce albuminoïde se modifie grâce aux mécanismes d'assimilation et de
désassimilation dont nous avons déjà parlé, et
quoique, par leurs effets, la toxalbumine ou le

ferment produits puissent être fort différents de l'albumine primitive, au point de vue de leur constitution chimique, ils s'en éloignent certainement fort peu. Ce sont là des faits d'isomérie qu'on rencontre à chaque pas en chimie organique : il suffit de changer de place un des radicaux de la molécule, de la compliquer ou de la simplifier légèrement, pour lui conférer des propriétés physiologiques spéciales et souvent très actives. C'est ce que l'on observe en particulier pour les matières colorantes ou les antiseptiques.

La gradation est donc insensible des albumines inoffensives aux toxalbumines, aux toxines, aux ferments diastasiques. Des toxalbumines et diastases aux vaccins, il semble qu'il n'y ait qu'un pas. On sait aujourd'hui que le venin de vipère, et peut-être celui du cobra capello, chauffé puis injecté dans les tissus, devient un véritable vaccin apte à préserver les animaux contre l'action de ce même venin (Physalix et Bertrand). Mais ce qui est remarquable dans l'action de ces poisons, c'est qu'à la façon des vaccins, les toxines paraissent agir plutôt comme des ferments, en modifiant lentement et profondément la nutrition générale des cellules, que comme des poisons chimiques proprement dits. En effet, leur action n'est pas immédiate ; ce n'est qu'au bout d'un certain temps d'*incubation* que se produit la fermentation qui donne lieu, soit à l'immunité, soit à la maladie. C'est au moins ce qui se passe avec les toxines des venins chauffés et avec celles du tétanos.

La lenteur d'action de ces poisons solubles n'est cependant pas contradictoire avec l'hypothèse de leur activité purement chimique : On sait que les molécules complexes à fonctions mixtes réagissent d'autant plus lentement les unes sur les autres qu'elles sont plus lourdes et moins conductrices à la chaleur et à l'électricité. C'est bien le cas des substances albuminoïdes.

CHAPITRE VI

—

AMIDES DÉRIVÉS DES ALBUMINOÏDES
MÉCANISMES DE LEUR FORMATION
ET DE LEUR DESTRUCTION

B. — CORPS AMIDÉS

a) **Corps amidés complexes.** — A côté des substances précédentes, albuminoïdes, nucléiniques ou diastasiques, dérivés immédiats des matières protéiques fondamentales et de même constitution ou presque de même constitution générale qu'elles, nous trouvons chez les animaux des principes azotés plus simples, termes de passage entre les albuminoïdes (dont ils retiennent en totalité ou en partie l'azote et quelquefois le soufre et les dérivés qui se formeront dans la phase ultérieure de dédoublement aérobie, derniers produits destinés à être éliminés sans autre transformation, comme l'urée, ou à être brûlés par l'oxygène comme les hydrates de carbone, les graisses et les corps analogues.

Parmi les dérivés amidés les plus complexes, citons comme exemple, l'*acide chondroïtique* des cartilages, la *colloïdine* produit du tissu conjonctif qui s'accumule souvent dans les tumeurs colloïdes, la *cérébrine* du tissu nerveux, la *jecorine* du foie, la *chitine* et l'*hyaline* que l'on trouve dans la carapace et les tendons des articulés, de certains insectes et de quelques vers ; les *matières pigmentaires* de la bile, des urines de la peau, etc.

Nous voudrions analyser ici, en nous appuyant sur un ou deux exemples, le mécanisme grâce auquel ces substances se dégagent pour ainsi dire de la molécule protéique primitive et se transforment successivement en acide carbonique et en urée, d'une part, en corps ternaires non azotés, sucres et graisses, de l'autre.

Prenons comme exemple des transformations successives de ces dérivés les plus complexes des albuminoïdes l'un des cas qui ont été bien étudiés dans ces dernières années, celui du *chondromucoïde*. On trouve, dans le cartilage normal que secrète la cellule cartilagineuse, trois substances au moins que l'on peut séparer par les dissolvants, les acides et les bases faibles ; ce sont, l'*acide chondroïtique*, soluble dans l'eau, le *collagène* ou *osséïne*, soluble dans les acides affaiblis, et le *chondromucoïde* qu'on sépare du tissu cartilagineux après que les deux précé-

dentes substances ont été enlevées en traitant
ce tissu par des solutions alcalines très étendues
qu'on précipite ensuite par l'acide acétique. Partant de ce *chondromucoïde*, substance *albuminoïde* fondamentale du cartilage dont il forme
la masse la plus importante, nous allons essayer
de suivre pas à pas ses transformations jusqu'à
son entier dédoublement en corps amidés et ternaires. Nous rappellerons seulement ici que les
mêmes dédoublements que le chimiste opère par
hydrolyse avec l'eau aiguisée d'acides ou de
bases, la nature les obtient en activant l'action
hydrolysante de l'eau grâce aux ferments hydratants dont disposent les cellules.

Sous l'influence de l'ébullition avec une solution de potasse à cinq pour cent, le chondromucoïde s'hydrate, donne passagèrement une alcali-
albumine, perd de l'ammoniaque et probablement
de l'acide carbonique et oxalique provenant de
la destruction des noyaux uréique ou oxamique
propres à toute molécule albuminoïde, et se
transforme définitivement en *acide chondroïtique*. Le chondroïlate acide de potasse est une
substance blanche, acidule, formant des solutions gommeuses, apte à s'unir à la gélatine et
aux peptones, etc. ([1]).

_____

([1]) Schmiedeberg a donné dans les *Maly's Jahresb.*
t. XII, p. 333, une autre préparation de l'acide chon-

L'acide chondroïtique ainsi formé par hydrolyse n'est plus albuminoïde : c'est un corps analogue aux glucoprotéines de Schutzenberger. Il répond à la formule $C^{28}H^{27}AzSO^{17}$. Il contient tout le soufre du chondromucoïde primitif, et sous forme d'acide sulfurique conjugué, car mis en présence d'eau acidulée chauffée à 100°, il se dédouble complètement en acide sulfurique et en une nouvelle substance, la chondroïtine :

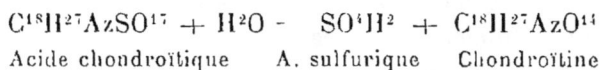

$$C^{18}H^{27}AzSO^{17} + H^2O - SO^4H^2 + C^{18}H^{27}AzO^{14}$$
Acide chondroïtique   A. sulfurique   Chondroïtine

Nous voyons ici apparaître, pour la première fois, dérivé régulièrement d'une matière albuminoïde primitive et par simple hydratation, cet acide sulfurique que nous retrouvons partout dans nos excrétions, tantôt dans les urines à l'état d'acide conjugué avec les phénols, tantôt dans la bile, sous forme de taurine.

Quant à la chondroïtine formée en même temps que SO^4H^2, c'est un acide azoté et gommeux qui, bouilli jusqu'à complète hydratation avec de l'acide chlorhydrique étendu, se transforme, d'une part, en acide acétique, de l'autre, en *une matière alcaloïdique*, la chondrosine $C^{12}H^{21}AzO^{11}$,

---

droïtique de Mörner, acide qu'il nomme *chondroïtine sulfurique*. C'est à Schneideberg que nous devons surtout l'étude de ces dédoublements.

matière réduisant le réactif cupro-potassique.
Ces deux dérivés se sont formés simultanément
suivant l'équation :

$$C^{18}H^{27}AzO^{14} + 2H^2O = C^{12}H^{21}AzO^{11} + 3C^2H^4O^2$$

Chondroïtine   Chondrosine   A. acétique

Voici donc, dérivé par simple dédoublement
de l'albuminoïde primitif, le chondromucoïde, et
par voie d'hydrolyse seulement, une base puissante, la chondrosine, base oxygénée agissant
sur la lumière polarisée, comparable à la mor-
phine, à la quinine, à la névrine. Mais là ne se
borne pas l'intérêt des transformations successives de cette substance ; chose plus intéressante
encore, la chondrosine soumise à son tour à une
hydratation puissante provoquée à chaud par les
solutions alcalines, se dédouble d'une part en
acides divers, parmi lesquels l'acide glycuronique, et en même temps en une base nouvelle, la
glycosamine, très altérable par les alcalis. L'é-
quation qui suit explique ce dédoublement hydrolytique de la chondrosine :

$$C^{12}H^{21}AzO^{11} + H^2O = C^6H^{10}O^7 + C^6H^{13}AzO^3$$

Acide

Chondrosine   glycuronique   Glycosamine

Or, l'acide glycuronique ainsi dérivé de la matière albuminoïde du cartilage à la suite de cet
ensemble de réactions régulières, n'est autre que

de la glycose, ou sucre de diabète, dans laquelle
deux atomes d'hydrogène ont été remplacés par
un atome d'oxygène. Sa solution dextrogyre réduit à chaud le réactif cupro-potassique. Quant à
la glycosamine qui l'accompagne, c'est une base
azotée, dextrogyre et sucrée, qui se comporte
comme la glycose en présence des solutions alcalines de cuivre qu'elle réduit, et qui, sous l'influence des alcalis, donne, comme ce sucre, en
perdant AzH³, de la pyrocatéchine et de l'acide
lactique. En un mot, c'est de la glycose où l'amidogène AzH² remplace un oxhydrile OH.

Voilà donc un albuminoïde, spécial il est
vrai, le *chondromucoïde*, formé grâce au travail
d'assimilation qu'opère le protoplasma de la
cellule du cartilage, *transformé par une suite
d'hydratations successives* en acide chondroïtique, avec passage d'une partie notable de son
azote primitif à l'état d'ammoniaque et autres
produits correspondants à la formation de
l'urée. Cet acide chondroïtique s'est successivement dédoublé, par ce même mécanisme de
l'hydratation, en acide sulfurique, chondroïtine,
chondrosine (la première des leucomaïnes dont
nous surprenons ici la formation méthodique),
acide glycuronique et glycosamine, ces deux
derniers corps se rattachant immédiatement au
glycose et au glycogène. Remarquons encore
qu'à partir de l'albuminoïde primitif, dont nous

sommes partis, le chondromucoïde, *tous ces corps résultent simplement d'une suite d'hydratations régulières*. On ne saurait donner, je pense, d'exemple plus frappant, ni de preuve plus nette de ces dédoublements des corps protéiques opérés au sein des protoplasmas cellulaires, grâce à l'action des ferments hydratants et sans intervention de l'oxygène, en amides complexes, hydrates de carbone ou corps amidés s'y rattachant, leucomaïnes et carbonate d'ammoniaque ou urée.

C'est assurément par un mécanisme semblable que se forment dans certaines cellules spéciales, ces celluloses animales azotées que l'on trouve dans l'enveloppe de quelques animaux inférieurs : *chitine* de la carapace des articulés et des tendons des insectes ; *hyaline* des vésicules d'échinocoques ; *spirographine* des tubes flexibles des spirographis, etc., autant de matières aptes à donner, sous l'effet de l'hydratation provoquée par les acides ou les alcalis étendus d'eau, des sucres, ou plutôt des sucres azotés, qu'accompagnent des dérivés variables. Produite par les cellules de la carapace des crustacés aux dépens des albuminoïdes qu'apporte la nutrition, et probablement formée par une suite de réactions analogues à celles qui font dériver la chondroïtine du chondromucoïde, la chitine $C^{15}H^{24}Az^2O^9$, dérivé azoté complexe se rattachant aux sucres, se dédouble par hydratation, en glycosamine et acide acétique :

$$2C^{15}H^{24}Az^2O^9 + 8H^2O = 4C^6H^{13}AzO^5 + 3C^2H^4O^2$$

Chitine   Glycosamine   A. acétique

Comme l'acide chondroïtique et ses dérivés, cette chitine est un terme de passage, un amide intermédiaire, entre l'albuminoïde primitif et les sucres, la cellulose animale, le glycogène, la tunicine $(C^6H^{10}O^5)^n$ du manteau des ascidies ou des tuniciers.

A propos des transformations qui se passent dans les ganglions du mésentère, nous avons déjà cité une substance grasse azotée, l'amido-distéarine $C^5H^3(AzH^2)(C^{18}H^{36}O^2)^2$ trouvée dans le chyle. C'est encore un corps amidé intermédiaire entre les graisses et les substances protéiques primitives ; il dérive de ces dernières par une suite d'hydratations accompagnées de la perte des éléments de l'urée et de l'acide carbonique, mais nous ne connaissons pas à cette heure la nature des composés azotés de transition.

La cérébrine et l'homocérébrine produits dans les cellules nerveuses semblent aussi devoir être rapprochés des glucosides azotés. Il en est de même de la jecorine qu'on rencontre surtout dans le foie, et quelquefois dans le sang. Chose plus particulièrement intéressante, ces substances amidées, donnent, parmi leurs dérivés normaux,

à côté de l'ammoniaque et des matières azotées
intermédaires mal connues qui se forment, à la
fois des substances grasses et des sucres. Sous
l'action de l'acide sulfurique concentré le cérébrine se transforme pour les 81 centièmes de
son poids en *cétylide*, le reste se change en
ammoniaque et en un dérivé de la famille des
sucres. Le cétylide lui-même, traité par la potasse
chaude et concentrée, produit une quantité considérable d'acide palmitique $C^{16}H^{32}O^2$. D'autre
part, bouillie avec de l'acide sulfurique étendu,
la cérébrine donne du *cérébrose*, sucre cristalli-
sable qui serait identique à la galactose du lait.

La jecorine, qui me paraît devoir être rapprochée des protagons, se dédouble à son tour
par hydrolyse en acide stéarique, sucre et lécithines. On verra plus loin que ces dernières
substances sont elles-mêmes des composés disso-
ciables en acide phosphorique, graisses et bases
névriniques vénéneuses.

C'est peut-être parmi les amides complexes,
mal définis, qu'il faut placer aussi les substances
extractives de l'urine, substances si intéressantes
en raison de leur action toxique. M. Bouchard,
qui a essayé d'en distinguer les effets, les
sépare en deux groupes, le premier formé des
substances *solubles dans l'alcool*, produisant la
somnolence, le coma, la salivation chez les
animaux auxquelles on les injecte; le second

comprenant les corps *insolubles dans ce dissolvant* ; celles-ci provoquent les convulsions tétaniques, l'abaissement de la température, le myosis. Mme Eliacheff a montré, dans mon laboratoire, que ces dernières substances se séparent elles-mêmes en matières dialysables et non dialysables ; ces dernières sont les plus toxiques et provoquent, même à faible dose, des contractions tétaniques.

Ces exemples suffisent déjà pour nous faire entrevoir que la vie anaérobie des tissus arrive à dédoubler les albuminoïdes en corps très oxydables et souvent doués de propriétés vénéneuses : tels les albumotoxines, les nucléines, les diastases, les toxines proprement dites, les corps alcaloïdiques simultanément formés, les bases xanthiques et névriniques, la glycosamine et la glycose elle-même.

b) **Corps amidés gras ou aromatiques.** — La leucine, la butalanine, le glycocolle, la taurine, la lysine, la tyrosine, et d'autres corps amidés plus complexes, telles que les glucoprotéines, se retrouvent dans l'organisme tantôt libres, tantôt conjugués. La leucine $C^6H^{13}AzO^2$ dont la constitution est celle d'un acide amidocaproïque $CO^2H - C^5H^{10} - AzH^2$, se trouve dans le foie, la rate, les poumons, les glandes salivaires, thyroïdes et lymphatiques, le thymus, le cerveau. On l'a constatée dans le sang des leucémique, dans les globules blancs, et à la suite des affections du foie, dans le sang des veines sus-hépatiques. Le glycocolle ou acide amido-acétique $C^2H^5AzO^2$ ou $CO^2H - CH^2 - AzH^2$ a été signalée, à l'état libre, dans la moule comestible. Elle constitue l'un des produits de dédoublement de l'acide hippurique des urines et de l'acide gly-cocholique de la bile. La taurine ou acide amido-éthylènesulfureux, $SO^3H - C^2H^4 - AzH^2$ existe dans le poumon, les muscles, le foie, la rate, les reins de beaucoup d'animaux ; mais c'est conjuguée à l'état d'acide taurocholique qu'elle apparaît surtout et quelle est excrétée avec la bile. La *lysine* ou acide diamido-caproïque, $C^6H^{14}Az^2O^2$, que l'on a signalée dans les produits de la digestion pancréatique, la *tyrosine*

$$C^9H^{11}AzO^3 \text{ ou } C^6H^4 \diagdown \begin{matrix} CH^2 \\ OH \end{matrix} - CH \diagdown \begin{matrix} AzH^2 \\ CO^2H \end{matrix} \text{ qui ac-}$$

compagne la leucine dans la rate, le pancréas, le foie, le sang des veines sus-hépatiques, enfin beaucoup d'autres corps amidés plus ou moins complexes des tissus et humeurs de l'organisme, sont tous des produits de l'hydrolyse des albuminoïdes. P. Schützenberger l'a définitivement établi par ses beaux travaux sur le dédoublement hydrolytique de ces corps. C'est en vertu du mécanisme si général de l'hydratation, que ces divers amides se forment grâce à la dislocation des groupes structuraux signalés dans l'albumine par Schützenberger.

Pour nous rendre compte de ce mécanisme important, donnons ici la formule de constitution de l'albumine ordinaire, en nous bornant toutefois à la partie de la molécule d'où procèdent les amides précédents, et en représentant simplement par les symboles P, Q, R, T les radicaux de la molécule inutiles à développer en ce moment ([1]). Pour représenter la formation régulière de la leucine et des autres acides amidés à partir de l'albumine, nous aurons l'équation suivante :

$$CO - Az \begin{cases} CO - C^4H^8 - C^2H^4 - AzH - P \\ CO - C^3H^6 - CH^2 - AzH - Q \end{cases} + 4H^2O =$$

$$CO - Az \begin{cases} R \\ S \end{cases}$$

Albumine

$$CO-Az \begin{cases} H \\ H \end{cases} + OH.CO - C^4H^8.CH^2 - AzH^2 + P - OH$$

Leucine

$$CO-Az \begin{cases} R \\ S \end{cases} + OH.CO - C^3H^6.CH^2 - AzH^2 + Q - OH$$

| Dioxamide complexe (Uréide) | Butalanine | Acides divers |

Ce schéma montre bien comment se produisent d'emblée, par hydratation de l'albumine, les leucines et les corps amidés analogues à chaines ouvertes. Ces corps sont accompagnés des termes tels que la dioxamide, ci-dessus indiquée, et les urées composées $CO<{^{AzH^2}_{AzM'N'}}$ provenant du dédoublement d'une autre branche de la molécule primitive. Ces dioxamides, urées et uréides, en se transformant ultérieurement elles-mêmes, pourront donner les corps de la série urique, dont les radicaux sont à leur tour brûlés ou éliminés. En voici un exemple : il a trait à un uréide signalé par Neubauer dans l'urine humaine, l'*oxaline*. Elle se transforme par hydratation en urée, acide oxamique et oxalate d'ammoniaque :

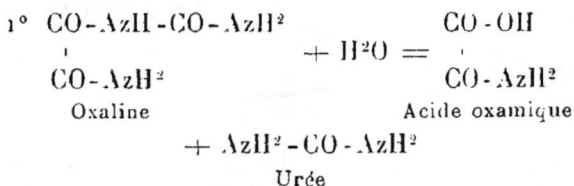

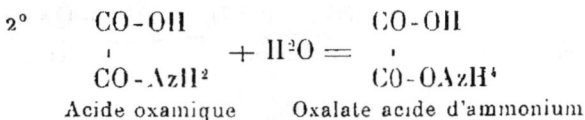

$$1° \quad {CO-AzH-CO-AzH^2 \atop CO-AzH^2} + H^2O = {CO-OH \atop CO-AzH^2}$$

$$\text{Oxaline} \qquad\qquad\qquad\qquad \text{Acide oxamique}$$

$$+ AzH^2-CO-AzH^2$$

$$\text{Urée}$$

$$2° \quad {CO-OH \atop CO-AzH^2} + H^2O = {CO-OH \atop CO-OAzH^4}$$

$$\text{Acide oxamique} \qquad \text{Oxalate acide d'ammonium}$$

puis, suivant qu'il y a ou non oxydation, tantôt l'oxalate d'ammonium formé donne, en s'oxydant, de l'acide carbonique, de l'eau et de l'ammoniaque :

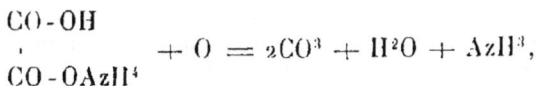

$$\underset{CO-OAzH^4}{CO-OH} + O = 2CO^3 + H^2O + AzH^3,$$

tantôt il forme, en s'hydratant, de l'ammoniaque et des oxalates, alcalins ou terreux, qui
se déposent dans les tissus ou qui sont éliminés
par les urines.

Nous verrons plus loin comment cette ammoniaque ou ces sels ammoniacaux peuvent se
transformer en urée.

Quant aux leucines $C^n H^{2n+1} AzO^2$ et aux autres
amides analogues produits d'emblée au cours de
ces dédoublements des albuminoïdes, ils se
transforment en urée dans l'économie, ainsi que
l'expérience directe l'a définitivement établi.
On sait en effet aujourd'hui, que lorsqu'on injecte dans le sang des animaux, ou qu'on ajoute
à leurs aliments, de la leucine, du glycocolle et
même des sels ammoniacaux à acides gras,
on augmente proportionnellement la quantité
d'azote qu'ils éliminent sans que la désassimilation des substances albuminoïdes (appré-
ciée par l'élimination du soufre urinaire) en
soit aucunement accrue. Les leucines se transforment donc dans nos tissus, au contact de
l'ammoniaque et de l'acide carbonique naissants
et incessamment produits, en urée et probablement aussi en acides de la série lactique qui
peuvent, à leur tour, passer à l'état d'acide gras
par une série d'oxydations ou de fermentations
ultérieures et successives, comme l'indiquent les

équations suivantes :

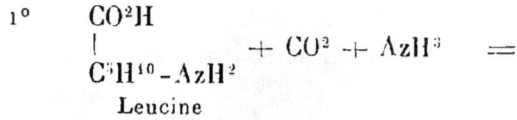

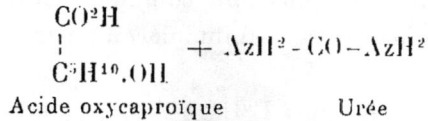

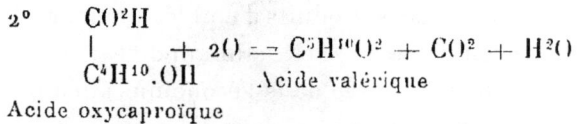

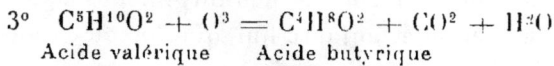

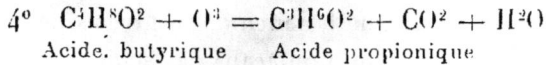

1°
$$\begin{array}{c} CO^2H \\ | \\ C^5H^{10}-AzH^2 \end{array} + CO^2 + AzH^3 \quad =$$

Leucine

$$\begin{array}{c} CO^2H \\ | \\ C^5H^{10}.OH \end{array} + AzH^2-CO-AzH^2$$

Acide oxycaproïque   Urée

2°
$$\begin{array}{c} CO^2H \\ | \\ C^4H^{10}.OH \end{array} + 2O = C^5H^{10}O^2 + CO^2 + H^2O$$
$$\text{Acide valérique}$$

Acide oxycaproïque

3° $C^5H^{10}O^2 + O^3 = C^4H^8O^2 + CO^2 + H^2O$

    Acide valérique   Acide butyrique

4° $C^4H^8O^2 + O^3 = C^3H^6O^2 + CO^2 + H^2O$

    Acide. butyrique   Acide propionique

. . . .

et ainsi de suite jusqu'à transformation complète de la molécule primitive en urée, eau et acide carbonique.

Enfin une partie des corps amidés s'élimine sous forme d'acides conjugués : acides biliaires, acide hippurique, etc.

Pour ce qui est de la tyrosine, on sait que cette substance que l'on trouve un peu partout dans l'économie, en particulier dans le foie et dans beaucoup de glandes, se sépare des molécules albuminoïdes dès le début de leur dédoublement hydrolytique et déjà en partie dans

l'intestin. Elle s'en détache de même dans les expériences célèbres où P. Schützenberger dédouble
les albuminoïdes par hydratation au moyen de
l'eau et de la baryte. Nous avons dit que la tyrosine ainsi formée dans la plupart des cellules
se simplifie consécutivement en donnant de
l'acide phenylamidopropionique, puis de l'acide
benzoïque qui, s'unissant au glycocolle, forme
l'acide hippurique que nous éliminons incessamment.

En résumé, nous voyons que les molécules protéiques se dissocient par hydrolyse sous l'influence des ferments cellulaires et de l'eau. Du
premier degré de ces dédoublements résultent diverses urées composées ou des corps uréiques, de
la tyrosine, des leucines et leucéïnes complexes.
ainsi que d'autres dérivés azotés sur lesquels
on va revenir. Grâce au même mécanisme d'hydratation, les urées composées et les uréides donnent de l'urée, des corps uréiques plus simples,
de l'acide oxalique, de l'acide carbonique, de l'ammoniaque. La tyrosine est oxydée, puis éliminée
surtout à l'état d'acide hippurique ; les corps
amidés sont ultérieurement changés en urée,
acides gras et oxygras. Ceux-ci disparaissent à leur
tour par une série d'oxydations graduelles, ou
bien, rencontrant dans l'économie les éléments
de la glycérine, ils s'unissent à celle-ci pour
former les principes gras naturels que nous retrouverons plus loin.

CHAPITRE VII

—

LEUCOMAINES ET PTOMAINES

Dans les substances protéiques, l'azote existe sous deux formes distinctes ([1]) : une partie, la plus faible, est en relation avec les chaînons oxygénés CO et CO – CO de la molécule, chaînons qui lui impriment le caractère et les aptitudes de l'urée ou des uréides en particulier ; une autre partie de l'azote est en rapport avec les chaînons positifs hydrocarbonés du reste de l'édifice ; ils confèrent à cet azote des propriétés basiques. C'est ce qu'indique la formule développée donnée à la molécule albuminoïde par P. Schützenberger, formule que je reproduis ici en abrégé, en représentant, par le symbole

---

([1]) Voir la formule de constitution complète de la molécule albuminoïde dans mon *Cours de chimie*, 2ᵉ édition, t. III; p. 64 et 65.

R″, la partie de l'édifice albuminoïde qu'il est inutile pour le moment de développer ici :

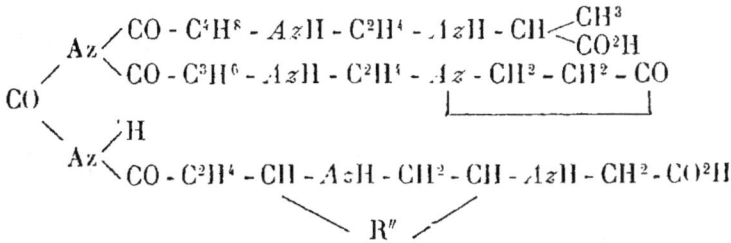

$$Az\begin{cases} CO - C^4H^8 - AzH - C^2H^4 - AzH - CH \begin{cases} CH^3 \\ CO^2H \end{cases} \\ CO - C^3H^6 - AzH - C^2H^4 - Az - CH^2 - CH^2 - CO \end{cases}$$

$$CO\begin{cases} \\ Az\begin{cases} H \\ CO - C^2H^4 - CH - AzH - CH^2 - CH - AzH - CH^2 - CO^2H \end{cases} \end{cases}$$

R″

À l'inspection de cette formule, on voit que

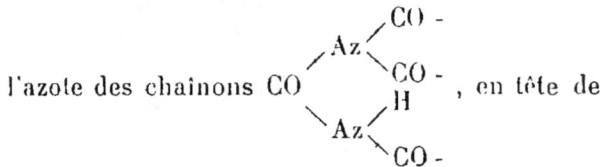

$$l'azote\ des\ chaînons\ CO\begin{cases} Az \begin{cases} CO - \\ CO - \\ H \end{cases} \\ Az \begin{cases} CO - \end{cases} \end{cases},\ en\ tête\ de$$

la molécule, se transformera directement en urée par simple hydratation, tandis que l'azote du chaînon $-CO - C^4H^8 - AzH - C^2H^4-$, ou du chaînon $-CO - C^2H^4 - CH - AzH - CH^2 - CH-$, et des chaînons

R″

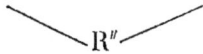

analogues, azote inscrit en italiques dans notre schéma moléculaire abrégé, se détachera facile-ment à l'état de dérivés basiques ou d'acides amidés. On a montré, au précédent chapitre, com-ment ces derniers disparaissent ensuite en s'unis-sant à l'ammoniaque et à l'acide carbonique, ou plutôt à la carbimide $AzH = CO$, pour former de l'urée, tandis que le reste de leurs molécules donne des corps ternaires que détruit plus tard l'oxydation.

Le schéma suivant montre comment l'édifice albuminoïde, dont nous ne développons encore que les parties nécessaires à notre démonstration, donne par simple hydratation de l'urée, des acides amidés de la famille de la leucine, des acides oxygras, enfin des bases animales ou leucomaïnes. Pour bien montrer aux yeux le mécanisme d'où naissent ces diverses substances, nous indiquons en italiques et entourons d'un rectangle les molécules d'eau $\boxed{HOH}$ introduites dans la molécule albuminoïde au cours de ce dédoublement hydrolytique :

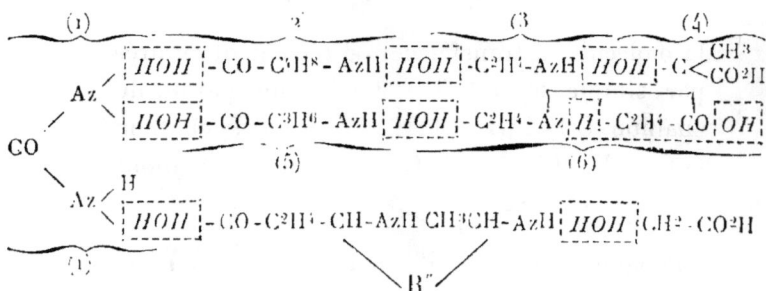

$$
\begin{array}{l}
\quad\quad (1) \quad\quad\quad\quad\quad 2 \quad\quad\quad\quad\quad (3 \quad\quad\quad\quad (4) \\
\quad\quad \boxed{HOH}\text{-CO-C}^3\text{H}^8\text{-AzH}\ \boxed{HOH}\text{-C}^2\text{H}^4\text{-AzH}\ \boxed{HOH}\text{-C}<^{\text{CH}^3}_{\text{CO}^2\text{H}} \\
\text{Az}< \\
\quad\quad \boxed{HOH}\text{-CO-C}^3\text{H}^6\text{-AzH}\ \boxed{HOH}\text{-C}^2\text{H}^4\text{-Az}\ \boxed{H\text{-C}^2\text{H}^4\text{-CO}\ OH} \\
\text{CO} \quad\quad\quad\quad\quad (5) \quad\quad\quad\quad\quad\quad (6) \\
\quad\quad\quad\quad\text{H} \\
\text{Az}< \\
\quad\quad \boxed{HOH}\text{-CO-C}^2\text{H}^4\text{-CH-AzH\ CH}^3\text{CH-AzH}\ \boxed{HOH}\ \text{CH}^2\text{-CO}^2\text{H} \\
\quad\quad (7) \quad\quad\quad\quad\quad\quad\quad\quad\quad\quad R''
\end{array}
$$

On voit tout de suite, inscrit en ce schéma, qu'en se coupant, comme cela a toujours lieu, entre H et OH de l'eau introduite, la partie (1) ou $CO<^{\text{AzHH}}_{\text{AzHH}}$ se détachera sous forme d'urée; que les parties (2) et (5), c'est-à-dire OH-CO-C⁴H⁸-AzH² et OH-CO-C³H⁶-AzH² formeront, par le même

mécanisme de dislocation, les homologues inférieurs de la leucine ; que la partie (3), ou
$OH-C^2H^4-AzH^2$ et les analogues donneront des
bases oxy-éthyléniques se rapprochant singuliè-
rement de la névrine ; que la partie (6) en perdant CO^2 après hydratation, donnera la base
$OH-C^2H^4-AzH-C^2H^5$ qui se rattache à la même
famille, et qui, par oxydation, formera la sarcosine ou les corps de constitution semblable.

On comprend ainsi aisément comment les leucomaïnes ou bases animales prennent naissance
au cours du dédoublement fermentatif ou anaérobie des albuminoïdes par un simple mécanisme d'hydratation.

On sait que Schützenberger a démontré que,
par leur hydrolyse à 200°, les substances albuminoïdes se dissocient en quatre parties principales qui sont :

1° La tyrosine, $C^9H^{11}AzO^3$.

2° Les leucines, $C^2H^{2n+1}AzO^2$.

3° Les glucoprotéines -β non dédoublables,
$C^nH^{2n}Az^2O^5$.

4° Les acides hydroprotéiques, $C^nH^{2n}Az^2O^5$ [1].

---

[1] On verra plus loin que j'ai établi qu'il se fait en
même temps de l'hydrogène libre au cours de ce dédoublement. C'est particulièrement cet hydrogène qui,
en se dégageant au moment de l'hydrolyse provoquée
par les ferments des protoplasmas cellulaires, rend
ceux-ci essentiellement réducteurs.

L'expérience a démontré qu'en perdant de l'acide carbonique, les leucines peuvent se transformer en amines proprement dites. Exemple :

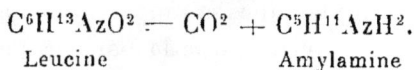

$$C^6H^{13}AzO^2 = CO^2 + C^5H^{11}AzH^2.$$

Leucine   Amylamine

D'autre part, en s'hydratant, les glucoprotéines-β non dédoublables donnent, d'après le même auteur, les acides protéiques aptes à se transformer facilement en bases oxygénées puissantes par perte des éléments de l'acide carbonique :

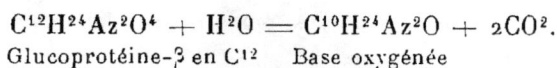

$$C^{12}H^{24}Az^2O^4 + H^2O = C^{10}H^{24}Az^2O + 2CO^2.$$

Glucoprotéine-β en C^{12} Base oxygénée

Les acides hydroprotéiques $C^nH^{2n}Az^2O^5$ donnent enfin, encore par perte d'acide carbonique, des amines oxygénées qui, par leur déshydratation, fourniront les bases hydropyroliques :

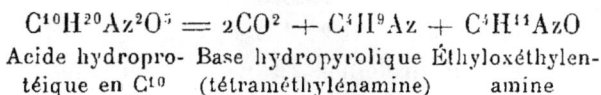

$$C^{10}H^{20}Az^2O^5 = 2CO^2 + C^4H^9Az + C^4H^{11}AzO$$

Acide hydropro- Base hydropyrolique Éthyloxéthylen-
téique en C^{10} (tétraméthylénamine)   amine

Si l'on remarque que nous n'avons jusqu'ici développé le mécanisme de la production de ces bases qu'aux dépens d'une partie de la molécule albuminoïde, celle à tête d'urée, en négligeant celle à tête d'oxamide ; qu'il existe certainement soit dans les matières alimentaires, soit dans les diverses cellules de l'économie animale, des

albumines qui, tout en ayant même constitution
générale, diffèrent entre elles par l'arrangement ou la nature de leurs radicaux, et qui
doivent, par conséquent, fournir par le même
mécanisme, avec ou sans perte d'acide carbonique, des bases homologues ou isologues des précédentes ; que certaines d'entre elles peuvent se
transformer encore par une série d'oxydations
ou de modifications isomériques partielles, etc. ;
on comprendra aisément comment ces dédoublements hydrolytiques ou fermentatifs des molécules protéiques donnent naissance à toute
une série des bases animales, bases incessamment formées, en effet, dans l'économie, et auxquelles j'ai donné le nom de *leucomaïnes* (¹).

(¹) On me permettra de rappeler ici l'historique de
cette découverte et l'état de l'opinion des physiologistes
et chimistes en 1881, au moment où je reconnus l'aptitude générale des tissus animaux à produire des composés basiques. Sans doute, on connaissait avant moi des
substances alcaloïdiques issues de l'économie animale.
Liebig avait découvert, en 1849, la créatinine et la
créatine des muscles. Liebreich, en 1869, avait retiré
la bétaïne des urines normales ; la carnine était déjà
décrite ; Cloez avait signalé la présence d'un alcaloïde
dans le venin de crapaud, et Zalesky extrait la samandarine de celui de salamandre ; enfin Miescher, puis
Picard, avaient retiré la protamine de la laitance de
certains poissons. Certes, tous ces faits épars, si on
les eût rapprochés et bien interprétés, auraient dû
suffire à frapper les esprits. Mais les théories alors
régnantes contredisaient absolument l'opinion que les

Classification. — J'ai divisé les leucomaïnes ou bases animales en cinq classes :

a) *Leucomaïnes névriniques* : Choline, névrine, bétaïne, muscarine, etc.

animaux fussent normalement aptes à fabriquer des alcaloïdes à la façon des quinquinas ou des strychnos, par exemple, et Liebig parlant de la créatine qu'il venait de découvrir, et qui est, on le sait aujourd'hui, une véritable base, affirmait que « *ce n'est là qu'un corps amidé qui ne possède aucune des propriétés qui caractérisent les bases organiques* » (*Ann. de chim. et de phys.* 3ᵉ sér., t. XXIII, p. 145 et *Ann. der Chem. u. Pharm.*, t. LXII, p. 278). On niait que la triméthylamine et la choline extraites des tissus y existassent durant la vie; on attribuait leur formation à l'action des réactifs employés ou à un commencement de putréfaction. On avait fait les mêmes objections à propos de la protamine de Miescher. On mettait la carnine au rang des uréides ou simples corps amidés. Quant aux quelques alcaloïdes entrevus dans les venins, ils étaient oubliés, niés ou considérés comme extraits de produits tout à fait exceptionnels. Bien plus, en 1889, dix-sept ans après le commencement de mes recherches sur les ptomaïnes, huit ans après que j'eus découvert les leucomaïnes animales, les professeurs Guareschi et Mosso, ayant retiré de la chair fraîche de veau de la méthyl-hydantoïne, $C^4H^6Az^2O^2$, corps intermédiaire entre la sarcosine et l'urée, avaient conclu de leur long et consciencieux travail ayant pour objectif la question de savoir si des bases se produisent dans les tissus normaux de l'animal « *qu'il n'y a pas ou fort peu de bases dans ces tissus, et que celles qu'on y trouve proviennent très probablement de l'altération que subissent les substances albuminoïdes, surtout durant l'évaporation au bain-marie des masses de liquides*

b) Leucomaïnes créatiniques : Créatine, glycocyamine, lysatine, créatinine, crusocréatinine, xanthocréatinine, lysatinine, arginine, etc.

c) Leucomaïnes xanthiques : Adénine, sar-

qu'on est obligé d'employer en opérant sur de grandes quantités de viandes ».

Tel était l'état des esprits et des idées ayant cours non seulement avant mes recherches, mais même alors que j'avais déjà isolé les principales leucomaïnes musculaires. Admettre que des alcaloïdes pouvaient se former *normalement* dans les tissus des animaux, fonder cette opinion sur quelques faits exceptionnels, contestés, mal interprétés, paraissait alors une hérésie physiologique. Non seulement cette opinion n'était pas admise, mais nul ne songeait même à la mettre en question. Elle était jugée par la négative. Mes recherches établirent au contraire, que la production des alcaloïdes par les animaux est une des conséquences nécessaires du fonctionnement de leurs tissus, un fait général, le résultat prévu *a priori*, puis confirmé expérimentalement, du mécanisme de la désassimilation anaérobie des tissus. Je montrai que la cellule animale loin de vivre entièrement, comme tout le monde le croyait, d'une vie aérobie, fonctionne anaérobiquement dans son protoplasma et forme ainsi des leucomaïnes comme les bactéries donnent des ptomaïnes. Cette affirmation physiologique et chimique de la vie anaérobie des tissus, et comme conséquence, la production des alcaloïdes animaux, constitue la partie essentielle de cette découverte, celle d'où il est aussitôt sorti de nombreuses généralisations La formation normale des toxines, que nous avons vu entrer dans la famille des leucomaïnes ou bases animales, et la production elle-même des alcaloïdes végétaux en sont des conséquences.

cine, xanthine, méthylxanthine, guanine, carnine, etc.

d) Leucomaïnes indéterminées : Protamine,
spermine, samandarine, etc.

e) Les *ptomaïnes*, qui se forment surtout durant la putréfaction mais qu'on trouve toujours
en très petite quantité dans les tissus et les
urines, même normales, constitueront la cinquième classe.

Nous allons revenir sur chacun de ces groupes, non pour décrire ces corps en particulier,
mais pour indiquer leur origine et leurs rapports
chimiques ou physiologiques généraux.

a) **Leucomaïnes névriniques**. — On a vu
plus haut comment les bases oxéthyléniques et
méthyloxéthyléniques prennent naissance par
dédoublement hydrolytique des albuminoïdes.
Les principales leucomaïnes névriniques sont les
suivantes :

La *choline*, $C^5H^{13}AzO^2$ ou $Az(CH^3)^3(C^2H^4-OH)OH$
que l'on trouve dans la bile, le sang, les muscles,
les glandes, le jaune d'œuf, et qu'on a signalée
aussi, dans les produits de putréfaction, dans
certains champignons vénéneux, l'ipecacuanha,
le chanvre indien, les graines de légumineuses, etc. Cette base paraît se produire dans
le cerveau, les nerfs, le foie, les globules
blancs, etc., où elle dériverait des lécithines.
Ces dernières sont des composés complexes,

sortes d'éthers phosphoriques et salins répondant à la formule de constitution :

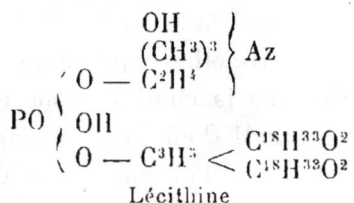

$$PO \begin{cases} \begin{cases} OH \\ (CH^3)^3 \\ O - C^2H^4 \end{cases} Az \\ OH \\ O - C^3H^5 < \begin{matrix} C^{18}H^{33}O^2 \\ C^{18}H^{33}O^2 \end{matrix} \end{cases}$$

Lécithine

ou à des formules analogues dans lesquelles le radical stéarique $C^{18}H^{33}O^2$ peut être remplacé par des radicaux empruntés à d'autres acides gras ou à ceux de la famille oléique. Ces lécithines se dédoublent par hydratation en acide glycérophosphorique, acide stéarique, acide margarique, et en choline, $Az (CH^3)^3 (C^2H^4.OH) OH$. Quelquefois la choline elle-même peut être remplacée dans ces édifices par une base analogue, la bétaïne, corps basique faible et inoffensif, ou par des alcaloïdes très vénéneux tels que la muscarine. Des lécithines vénéneuses ont été extraites des champignons toxiques. Ces trois bases, névrine, bétaïne et muscarine, appartiennent, du reste, à des familles voisines et peuvent dériver régulièrement les unes des autres.

Les lécithines empruntent probablement leur acide phosphorique aux nucléines.

La choline $C^5H^{15}AzO^2$ ou hydrate d'oxéthylène-triméthyl-ammonium, que l'on peut dériver par hydrolyse des lécithines les plus usuelles, est une base alcaline très énergique et vénéneuse ; $0^{gr},10$ suffisent pour tuer un lapin.

La *névrine*, $C^5H^{13}AzO$ ou $Az(CH^3)^3(C^2H^3)'OH$, ou hydrate de triméthylvinylammonium, a la même origine que la choline, dont elle diffère par une molécule H^2O en moins, et dans laquelle elle se transforme si l'on chauffe sa dissolution ou qu'on traite son iodure par de l'oxyde d'argent humide. Aussi la névrine se rencontre-t-elle presque toujours à côté de la choline. Brieger l'a signalée dans le tissu nerveux, les viandes altérées.

La névrine est très alcaline et deux fois plus toxique que la choline : 4 milligrammes de son chlorhydrate injectés à un lapin provoquent une salivation visqueuse caractéristique, des sueurs alcalines avec dyspnée extrême, accélération du pouls, évacuations alvines, et finalement arrêt du cœur en diastole.

La *bétaïne*, $C^5H^{11}AzO^2$, que Scheibler a découverte dans la betterave, et que Liebreich a trouvée dans les urines normales, est l'anhydride interne de l'oxynévrine $C^5H^{13}AzO^3$ produit d'oxydation de la névrine. La bétaïne se relie aisément à la névrine par son origine et par sa constitution :

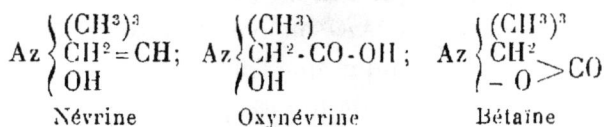

$$Az\begin{cases}(CH^3)^3\\ CH^2=CH;\\ OH\end{cases} \quad Az\begin{cases}(CH^3)\\ CH^2\text{-}CO\text{-}OH;\\ OH\end{cases} \quad Az\begin{cases}(CH^3)^3\\ CH^2\\ -O\end{cases}\!\!>\!CO$$

Névrine   Oxynévrine   Bétaïne

La saveur de la bétaïne est fraîche et sucrée. Cette base est inoffensive.

La *muscarine*, $C^5H^{15}AzO^3$, ou oxycholine

$$Az \begin{cases} (CH^3)^3 \\ CH(OH) - CH^2(OH) \\ OH \end{cases}$$

est un alcaloïde très vénéneux qui se forme par oxydation de la choline et qu'on retrouve dans la fausse oronge et autres champignons vénéneux, ainsi que dans les produits de putréfaction des viandes. On ne l'a pas signalé dans l'économie.

b) **Leucomaïnes créatiniques.** — On a vu comment elles dérivent de l'hydrolyse des albuminoïdes. Elles diffèrent des bases précédentes par leur plus grande richesse en azote. Cet élément semble s'y introduire grâce à l'intervention d'un de ces groupes cyanés qui se produisent si facilement aux dépens du squelette - C = Az - ou Az = C - Az qui se répète si souvent dans les formules de constitution de l'albumine (voir p. 135 et 141). En fait, on peut préparer la principale de ces bases, la créatine, par l'action directe de la cyanamide sur la sarcosine :

$$Az - C - AzH^2 + AzH(CH^3)(CH^2 - CO^2H) =$$

Cyanamide   Sarcosine

$$AzH - C \underset{Az(CH^3)(CH^2 - CO^2H)}{\overset{AzH^2}{<}}$$

Créatine

La glycocyamine, homologue inférieur de la créatine, s'obtient directement par l'action de la cyanamide sur le glycocolle $AzH^3 - CH^2 - CO^2H$ Il est facile de comprendre comment le glycocolle ou la sarcosine peuvent se détacher, par hydrolyse, de la molécule d'albumine.

Ces bases se rencontrent toutes dans les extraits des muscles ou dans les urines. Leur quantité augmente par l'exercice musculaire ; la créatinine alors éliminée peut doubler et même tripler.

Ces bases sont peu vénéneuses.

Les leucomaïnes créatiniques, comme les xanthiques, se rattachent aux uréides. Les unes et les autres peuvent, en effet, se transformer en uréides par hydratation, avec perte d'ammoniaque :

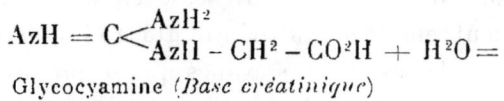

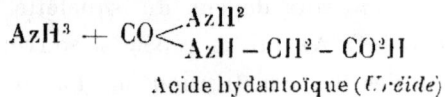

$$AzH = C \overset{AzH^2}{\underset{AzH - CH^2 - CO^2H}{<}} + H^2O =$$

Glycocyamine (*Base créatinique*)

$$AzH^3 + CO \overset{AzH^2}{\underset{AzH - CH^2 - CO^2H}{<}}$$

Acide hydantoïque (*Uréide*)

Que l'hydratation se continue (c'est le cas dans l'économie) et le composé uréique ainsi produit va se convertir en urée :

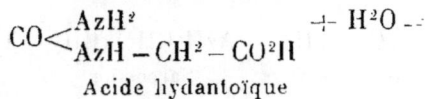

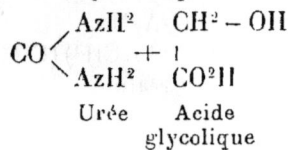

$$CO \overset{AzH^2}{\underset{AzH - CH^2 - CO^2H}{<}} + H^2O =$$

Acide hydantoïque

$$CO \overset{AzH^2 \quad CH^2 - OH}{\underset{AzH^2 \quad CO^2H}{<}} + 1$$

Urée   Acide
          glycolique

Tel est, pensons-nous, le mécanisme, et probablement le principal mécanisme, qui dans la cellule, après que les bases créatiniques issues par hydrolyse des corps protéiques se sont formées, fait passer ces composés à l'état de corps uriques, lesquels à leur tour donnent l'urée en s'hydrolysant. On voit ici clairement la suite des réactions régulières qui éliminent tout l'azote avec formation corrélative des acides de la famille lactique, acides que l'on retrouve partout dans l'économie (glandes, muscles, etc.), mais dont une partie est saponifiée puis oxydée dans le sang.

Les bases créatiniques principales sont les suivantes :

La *créatine*, $C^4H^9Az^3O^2$, ou en développant sa constitution : $AzH = CO \big< \begin{smallmatrix} AzH^2 \\ Az(CH^3) - CH^2 - CO^2H \end{smallmatrix}$. Cette base se trouve dans l'extrait musculaire, le cerveau, le sang. Elle est apte à se déshydrater facilement en donnant la créatinine $C^4H^7Az^3O$. La créatine est une base très faible, un peu amère.

Elle peut donner par hydratation de l'urée et de la sarcosine :

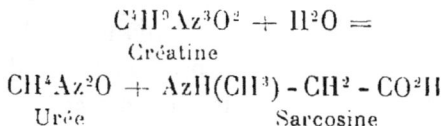

$$C^4H^9Az^3O^2 + H^2O =$$
Créatine

$$CH^4Az^2O + AzH(CH^3) - CH^2 - CO^2H$$
Urée   Sarcosine

La sarcosine est du méthylglycocolle. On peut la rapprocher de l'oxynévrine.

La *créatinine*, $C^4H^7Az^3O$, base à saveur caustique, un peu alcaline, qui, dérivée de la créatine par perte de H^2O, se trouve dans les urines et d'autres sécrétions animales, le lait, la sueur, etc.

La *crusocréatinine*, $C^3H^8Az^4O$, et la *xanthocréatinine*, $C^5H^{10}Az^4O$, sont deux bases semblables à la créatine que j'ai découvertes dans les muscles et l'extrait de viande.

La *lysatine*, $C^6H^{13}Az^3O^2$, est une base remarquable qui, par hydrolyse, perd la majeure partie de son azote à l'état d'urée.

L'*arginine*, $C^6H^{14}Az^4O^2$, retirée du lupin, des plantules des abiés et des piceas, est un alcaloïde que la potasse étendue dédouble en urée et en ornithine. Ce dernier dérivé paraît être lui-même un acide diamido-valérique.

La plupart de ces leucomaïnes augmentent chez les typhiques, les tétanisants, les surmenés.

C'est surtout sous la forme de bases créatiniques que les matières albuminoïdes perdent directement leur azote, par le travail musculaire en particulier. L'azote ne paraît pas être d'abord éliminé à l'état d'urée, ou qu'en proportion très faible au moins dans le muscle même. Mais, une fois produites, les bases créatiniques se changent en urée par hydrolyse, probablement dans le foie ou le rein grâce au mécanisme ci-dessus décrit (p. 153).

c) **Leucomaïnes xanthiques**. — Les com-

posés xanthiques, quoique répandus, comme les
bases précédentes, dans la plupart des glandes et
des tissus, ne s'y rencontrent jamais qu'en minime proportion. Ce sont des alcaloïdes faibles,
ne donnant ni urée ni ammoniaque par leur hydratation directe et doués d'une grande stabilité.

Les principales sont l'*adénine*, la *xanthine*,
la *sarcine*, la *guanine*, la *carnine*, etc.

Les bases xanthiques dériveraient, suivant
Kossel, des nucléines vraies ou *kernucléines* ;
celles-ci font elles-mêmes partie constitutive
d'albuminoïdes complexes, les nucléoalbumines,
qui forment spécialement le noyau des cellules.
Lorsqu'on soumet, *in vitro*, les nucléoalbumines
à l'hydrolyse, soit par digestion, soit en faisant
réagir l'eau aiguisée d'acides ou de bases, elles
se dédoublent en nucléines proprement dites et
substances albuminoïdes diverses. A leur tour,
les kernucléines se changent sous l'influence des
alcalis étendus en acides nucléiniques, aptes à se
dissocier par hydratation en bases xanthiques
diverses et acide phosphorique ou glycérophosphorique, quelquefois accompagnés d'hydrates
de carbone.

D'autres nucléines, phosphorées comme les
précédentes, les paranucléines de Kossel, les
pseudonucléines de Hammarsten, donnent, dans
les mêmes conditions hydrolysantes, des acides
nucléiniques (Acides paranucléiniques) mais non

plus des corps xanthiques, mais des bases appartenant à d'autres familles. Parmi ces paranucléines, nous citerons les caséines ou plutôt
les nucléocaséines, animales ou végétales, l'hé-
matogène ou nucléine ferrugineuse du foie et du
jaune d'œuf (Bunge), etc. Ces pseudonucléines
semblent se rencontrer non plus dans le noyau,
mais dans le protoplasma même des cellules.

Les bases xanthiques s'éliminent par les
urines et paraissent aussi pouvoir se transformer,
au moins en partie, dans l'économie en produits
uriques. C'est ainsi que la sarcine, $C^5H^4Az^4O$, se
change en acide urique, $C^5H^4Az^4O^3$, dans l'organisme des oiseaux de proie, et qu'on peut, sous
l'influence de l'eau et de l'oxygène, transformer
la guanine en guanidine et acide parabanique.

Nous avons vu comment les bases créatiniques
se reliaient par leurs dédoublements aux corps
de la série urique. Les bases xanthiques s'y rattachent non moins naturellement. Les beaux
travaux de Strecker, et surtout ceux de E.
Fischer, ont montré que l'on peut passer directement de l'acide urique à la xanthine par
l'action de l'hydrogène naissant, et aux autres
bases de son groupe par une série de réactions régulières. Les équations suivantes montrent les rapports des corps de la série xanthique entre eux et avec l'acide urique. Encore
une fois, on remarquera que ces réactions

modificatrices ne sont que de simples hydrolyses déterminées par les ferments des tissus ou, lorsqu'on opère *in vitro*, par l'eau acidulée :

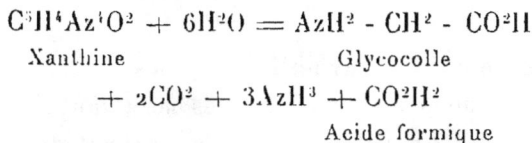

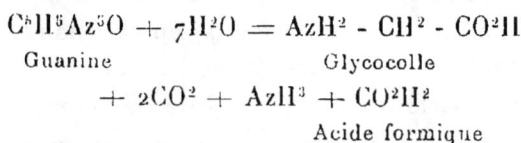

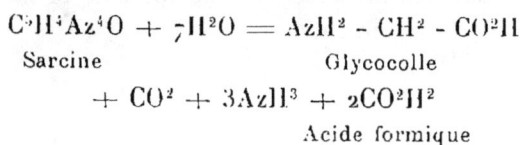

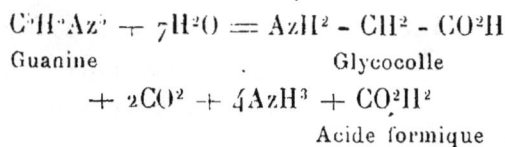

$$C^5H^4Az^4O^2 + 6H^2O = AzH^2 - CH^2 - CO^2H$$

Xanthine Glycocolle

$$+ 2CO^2 + 3AzH^3 + CO^2H^2$$

Acide formique

$$C^5H^5Az^5O + 7H^2O = AzH^2 - CH^2 - CO^2H$$

Guanine Glycocolle

$$+ 2CO^2 + AzH^3 + CO^2H^2$$

Acide formique

$$C^5H^4Az^4O + 7H^2O = AzH^2 - CH^2 - CO^2H$$

Sarcine Glycocolle

$$+ CO^2 + 3AzH^3 + 2CO^2H^2$$

Acide formique

$$C^5H^5Az^5 + 7H^2O = AzH^2 - CH^2 - CO^2H$$

Guanine Glycocolle

$$+ 2CO^2 + 4AzH^3 + CO^2H^2$$

Acide formique

et, pour l'acide urique :

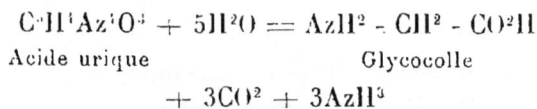

$$C^5H^4Az^4O^3 + 5H^2O = AzH^2 - CH^2 - CO^2H$$

Acide urique Glycocolle

$$+ 3CO^2 + 3AzH^3$$

C'est, en effet, ainsi que l'acide iodhydrique aqueux hydrolyse à 160°, l'acide urique.

On remarquera que les systèmes $nCO^2 + mAzH^3$ qui apparaissent dans toutes ces équations, peuvent être partiellement ou totalement remplacés par de l'urée :

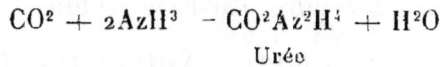

$$CO_2 + 2AzH_3 - CO_2Az_2H_4 + H_2O$$
Urée

c'est ce qui peut avoir lieu dans les tissus.

Revenons sur les principales bases xanthiques.

L'*adénine*, $C_5H_5Az_5$, que l'on extrait de tous les jeunes tissus, végétaux ou animaux, et de toutes les glandes (Kossel), paraît accompagner partout la nucléine. Elle ne se rencontre pas dans les muscles. L'acide nitreux la transforme en sarcine :

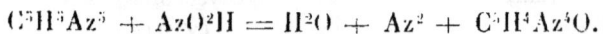

$$C_5H_5Az_5 + AzO_2H = H_2O + Az_2 + C_5H_4Az_4O.$$

La *sarcine* ou *hypoxanthine*, $C_5H_4Az_4O$, découverte d'abord dans la rate mais qui se trouve aussi dans beaucoup de tissus et de glandes, dans l'urine humaine, dans le rein, le cœur, les globules blancs, les jeunes pousses des végétaux, etc., paraît provenir du dédoublement des nucléines. Elle excite les réflexes et peut à haute dose, provoquer des contractions tétaniques.

La *xanthine*, $C_5H_4Az_4O_2$, accompagne presque partout la précédente. Elle peut se transformer en sarcine sous l'influence de l'hydrogène naissant. C'est un excitant des muscles et du cœur bien plus puissant que la base précédente.

Les *méthylxanthines*, parmi lesquelles les

plus importantes sont la diméthylxanthine ou *théobromine* du cacao, et le triméthylxanthine ou *caféine* du café et du thé ;

La *pseudoxanthine*, $C^4H^3Az^3O$, que j'ai découverte dans le tissu musculaire à côté de la créatine et de la crusocréatine ;

La *paraxanthine*, $C^7H^8Az^4O$, et l'*hétéroxanthine*, $C^6H^6Az^4O^2$, qui se trouvent dans certaines urines en petite quantité.

La *guanine*, $C^5H^5Az^5O$, trouvée par Unger dans le guano, a été aussi rencontrée dans la chair musculaire, les glandes, le poumon, les concrétions arthritiques, les excréments d'oiseau. Oxydée, elle donne de la guanidine CAz^3H^5, de l'acide parabanique, $C^3H^2Az^2O^3$, et de l'acide carbonique. La guanine peut, par hydratation, produire de l'urée et de l'ammoniaque ; l'acide parabanique, donner de l'acide oxalique et de l'urée. Ces transformations indiquent comment la guanine et les corps analogues disparaissent de nos tissus.

La *carnine*, $C^7H^8Az^4O^3$, retirée par Weidel de l'extrait de viande, existe dans plusieurs glandes ainsi que dans la levure. Traitée par l'acide azotique, elle donne de l'azotate de méthyle et de l'azotate de sarcine.

Une partie des bases xanthiques passe dans les urines, une autre est transformée, par hydratation, en urée et produits divers qui dispa—

raissent ensuite par oxydation. On a montré
tout à l'heure comment l'urée en dérive indirectement par hydrolyse.

On verra dans le chapitre suivant, que la formation de l'acide urique lui-même, peut être
rattachée à celle de ces bases xanthiques.

d) **Leucomaïnes indéterminées**. — Nous
citerons parmi les plus importantes :

La *protamine*, $C^{16}H^{35}Az^9O^6$ (Picard), base très
alcaline paraissant être combinée à une nucléine
dans la laitance de certains poissons ;

La *spermine*, $C^{10}H^{28}Az^4$ (Poehl), qui se trouve
dans le sperme des mammifères, dans les globules blancs, et qui probablement, comme la
précédente, fait partie, dans nos cellules, de nucléines spéciales.

La *samandarine*, $C^{34}H^{60}Az^2O^5$, du venin de la
salamandre, etc.

e) **Ptomaïnes**. — Enfin, on peut citer, se
produisant en très petite proportion dans les
tissus normaux, en plus grande proportion sous
les influences morbides, mais dérivant surtout
des fermentations bactériennes, les *ptomaïnes*
que j'ai découvertes dans les produits de la fermentation putride. Je me borne à énumérer ici
les principales :

Ptomaïnes acycliques non oxygénées : mé-
thylamines, butylamines, amylamines, saprine
$C^5H^{14}Az$, cadavérine ou pentaméthylénediamine

$C^5H^{14}Az^2$, putrescine $C^4H^{12}Az^2$, méthylguanidine $C^2H^7Az^3$.

Ptomaïnes acycliques oxygénées : névrine, choline, muscarine, mydatoxine $C^6H^{13}AzO^2$, méthylgadinine $C^8H^{18}AzO^2$, érysipéline $C^{14}H^{13}AzO^3$, scarlatinine $C^5H^{12}AzO^4$, diphtérine $C^{14}H^{17}AzO^6$, rubéoline C^3H^3AzO, ptomaïne de la morve $C^{15}H^{10}Az^2O^6$, etc.

Ptomaïnes cycliques : collidine $C^8H^{11}Az$; hydrocollidine $C^8H^{13}Az$, parvoline $C^9H^{13}Az$, (les deux premières ptomaïnes analysées), corindine $C^{10}H^{15}Az$, hydrolutidine $C^{11}H^{19}Az$, morrhuine $C^{19}H^{27}Az^3$, nicomorrhuine $C^{20}H^{28}Az^4$, etc.

Plusieurs de ces bases sont très vénéneuses.

En fait, une bien faible portion de l'azote de nos tissus s'élimine directement à l'état normal sous forme d'amines; leucomaïnes ou ptomaïnes. Ces bases produites d'abord au cours de la phase de dissociation anaérobie des albuminoïdes proto-plasmatiques disparaissent ensuite en donnant de l'urée et d'autres dérivés, en vertu du mécanisme que nous avons analysé plus haut à propos de la guanine. Lorsque ces leucomaïnes apparaissent en quantité un peu sensible dans les urines, elles sont le signe d'un arrêt relatif des fermentations hydrolytiques ou des oxydations.

CHAPITRE VIII

—

URÉIDES

Les uréides, dont l'acide urique, l'allantoïne,
l'oxaluramide, l'hydantoïne, la méthylhydantoïne et l'allantoïne sont les principaux termes
rencontrés dans les humeurs et tissus, constituent, avec les corps xanthiques, les derniers, intermédiaires qui, des albuminoïdes des
tissus, conduisent à l'urée produit définitif
d'hydrolyse de tous les composés azotés de l'économie. Comme l'indique leur nom, tous les
uréides possèdent l'urée en puissance dans
leurs molécules. Ils sont en effet, tous carac-
térisés par la propriété qu'ils ont de produire facilement cette substance par hydratation directe,
quelquefois par oxydation et hydratation simul-
tanées. C'est ainsi que l'acide urique peut être
transformé, en deux phases successives, d'abord
en urée et alloxane, puis en urée et acide mé-

soxalique, lui-même dédoublable par oxydation en acides oxalique et carbonique :

1° $C^5H^4Az^4O^3 + H^2O + O = CH^4Az^2O + C^3H^2Az^2O^4$

    Acide urique   Urée   Alloxane

2° $C^4H^2Az^2O^4 + 2H^2O + 2O = CH^4Az^2O$

    Alloxane   Urée

$$+ C^2O^4H^2 + CO^2$$

    A. oxalique

En fait, les uréides répondent à l'union de une ou plusieurs molécules d'urée à des acides divers dont les radicaux tiennent dans l'urée la place d'un certain nombre d'atomes d'hydrogène.

Les uréides se retirent des tissus et surtout des excrétions animales, mais on en trouve quelques représentants, l'acide urique entre autres, dans les sucs végétaux.

L'acide urique étant le type des uréides, nous le décrirons ici en quelques mots, sans nous attarder aux développements inutiles à notre sujet.

Acide urique. — Il fut découvert dans les calculs urinaires par Scheele en 1775. Les plus communs, généralement bruns ou jaunâtres, obscurément cristallins, en sont souvent formés. L'acide y est en partie libre, en partie combiné à la chaux. On trouve l'acide urique dans les urines normales, le sang, les concrétions des artères et des reins, les excréments des oiseaux et des serpents : ces derniers animaux éliminent

même presque tout leur azote sous cette forme,
très probablement parce que, chez eux, les phénomènes de dédoublement hydrolytique ulté-
rieurs de cet uréide (p. 163) ne se produisent pas.

On rencontre souvent l'acide urique à l'état
d'urates acides dans les urines normales ; sous
forme d'urate neutre, dans le sang et quelquefois dans les tissus. Il disparaît en partie par
un exercice modéré ; il augmente, au contraire,
par le surmenage, la fièvre, l'usage du café, du
chocolat, du champagne ; au cours de certaines
affections, le rhumatisme et l'accès de goutte en
particulier.

Les rapports de l'acide urique avec les bases
xanthiques sont assez simples, et nous les avons
déjà indiqués (p. 156. Voir aussi p. 176). D'après
E. Fischer, l'acide urique ne se change pas en
xanthine sous l'influence de l'hydrogène naissant, comme le pensait Strecker, mais on conçoit
que la xanthine puisse, par oxydation, se transformer en acide urique dans les tissus. Horbaczewski a reconnu que la fermentation bactérienne de la pulpe splénique donne des bases
xanthiques, si elle se fait à l'abri de l'air, qu'elle
donne, au contraire, de l'acide urique si elle se
produit en présence de l'oxygène. Dans tous les
cas, les corps xanthiques et l'acide urique s'accompagnent dans nos glandes et tissus et semblent avoir une origine semblable, à savoir

la désassimilation des albuminoïdes spéciaux des noyaux cellulaires et des globules blancs en particulier, ainsi que la destruction de certaines substances apportées par l'alimentation : nucléoalbumines et surtout caféine et théobromine, qui sont des méthylxanthines.

Les rapports de l'acide urique avec l'urée ne sont pas moins évidents. Nous venons de montrer comment par son hydratation accompagnée d'une oxydation ménagée l'acide urique donne successivement deux molécules d'urée et une molécule d'acide mésoxalique $C^3H^2O^5$, qui lui-même en s'oxydant se change en acides oxalique et carbonique ; l'un est éliminé par les urines, l'autre par le poumon. L'acide oxalique s'oxyde à son tour, en totalité ou en partie, et passe à l'état d'acide carbonique. Réciproquement, on peut concevoir que l'urée rencontrant dans l'organisme, non plus l'acide mésoxalique, produit d'oxydation trop avancée, mais l'acide lactique que nous avons vu se former par dédoublement des bases créatiniques (p.153), il puisse en résulter la synthèse de l'acide urique. C'est ce qui semble avoir été démontré par Minkowski sur les oies. Le tissu hépatique de ces oiseaux paraît apte à fabriquer synthétiquement de l'acide urique à partir de l'urée et de l'acide lactique, suivant une réaction réalisée *in vitro* par Horbaczewski.

L'acide urique peut disparaître sans que l'urée ou ses éléments se séparent *immédiatement* de la molécule. C'est ainsi qu'il se comporte avec certains réactifs oxydants : bouilli avec du bioxyde de plomb et de l'eau, il donne l'allantoïne qui contient tout son azote. Si l'allantoïne ne s'élimine pas en nature, elle peut se détruire à son tour par hydratation en se dédoublant en urée et acides oxalique et acétique, dérivés du radical glyoxylique - CO - CH - qui entre dans la constitution de cet uréide :

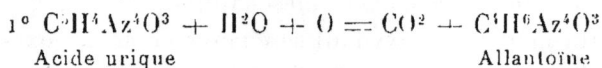

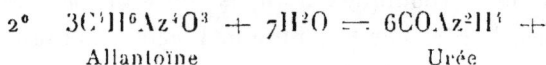

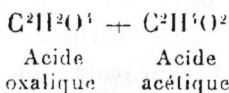

$$1° \quad C^5H^4Az^4O^3 + H^2O + O = CO^2 + C^4H^6Az^4O^3$$
Acide urique   Allantoïne

$$2° \quad 3C^4H^6Az^4O^3 + 7H^2O = 6CO.Az^2H^4 +$$
Allantoïne   Urée

$$C^2H^2O^4 + C^2H^4O^2$$
Acide   Acide
oxalique   acétique

Cet exemple est bien propre à montrer à la fois les relations théoriques des uréides naturels entre eux, et la façon dont ils peuvent perdre leur azote sous forme d'urée, puis leur carbone et leur hydrogène à l'état d'acides divers aptes à disparaître ensuite eux-mêmes par une oxydation plus avancée.

Que cette oxydation et surtout cette hydratation des dérivés uriques viennent à être enrayées, ceux-ci s'accumuleront aussitôt dans les tissus

ou passeront dans les urines en quantité sura-
bondante. C'est ce qui se produit dans la fièvre,
l'accès de goutte ou de rhumatisme, chez ceux
qui s'alimentent trop et qui, par conséquent,
abaissent leur coefficient d'oxydation générale
en augmentant la quantité de matériaux à dé-
sassimiler, etc.

La formation de l'acide urique paraît liée à
l'état des fonctions de la peau et du foie. Chez
les oiseaux, où la peau fonctionne peu ou mal
protégée qu'elle est par les plumes, l'acide
urique est presque l'unique produit de désassimilation de l'azote albuminoïde. Bien mieux, si
l'on vient à donner de l'urée à ces animaux,
cette substance reparaît dans leurs excréments
et leurs urines presque uniquement à l'état
d'acide urique. Il faut donc qu'il y ait, dans ce
cas du moins, un processus de synthèse qui
fasse passer ainsi l'urée à l'état d'uréides. Or,
nous savons que Horbaczewski a fait directement la synthèse de l'acide urique en déshydra-
tant un mélange d'urée et d'amide trichloro-
lactique. On conçoit donc que l'économie puisse
réaliser cette même synthèse en partant de l'urée
et de l'acide lactique, ainsi que nous le disions
plus haut (p. 165) ou mieux en unissant l'urée à
l'acide tartronique, produit d'oxydation de l'acide
sarcolactique ou du glucose, substances qui se
forment abondamment, l'une et l'autre, dans

l'économie, en particulier dans les muscles et dans le foie :

$$2COAz^2H^4 + C^3H^4O^5 = 4H^2O + C^5H^4Az^4O^3$$

Urée   Acide   Acide
tartronique   urique

ou, en représentant le mécanisme de cette déshydratation par des formules développées qui montrent plus explicitement les choses :

Urée   Acide   Urée
tartronique

Acide urique   Eau

Dans ce schéma, nous avons entouré d'un rectangle chacune des 4 molécules d'eau qui se forment et montré les relations de constitution de l'urée et de l'acide tartronique, corps générateurs, avec l'acide urique, corps produit [1]. L'on

[1] Pour les preuves sur lesquelles j'établis la constitution de l'acide urique ici donnée, voir mon *Cours de Chimie*, 2e édition, t. III; p. 181.

sait d'ailleurs que l'un des dérivés de l'acide urique, l'acide dialurique, $C^4H^4Az^2O^4$, formé par simple hydratation de l'acide urique, n'est autre que
la tartronyllurée.

La rencontre de l'urée et de l'aldéhyde mésoxalique, produit lui-même de l'oxydation du
glycose, peut donner naissance, à l'acide urique :

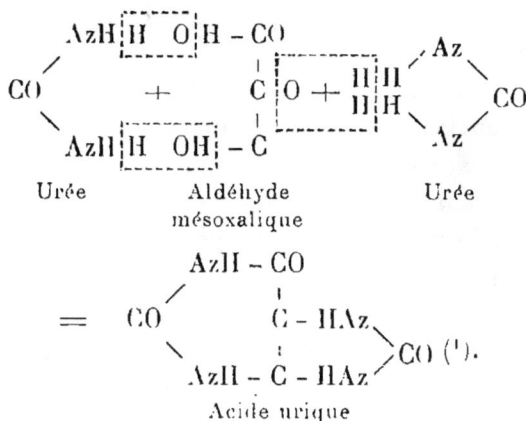

$$AzH[H \quad O]H - CO$$
$$CO \qquad + \qquad C[O] + {}^{H|H}_{H|H} \quad {}^{Az}_{Az} CO$$
$$AzH[H \quad OH] - C$$

Urée   Aldéhyde   Urée
    mésoxalique

$$AzH - CO$$
$$= \quad CO \qquad C - HAz$$
$$AzH - C - HAz CO \, (^1).$$

Acide urique

On voit que, chez les oiseaux, et certainement
aussi chez les mammifères, la production de
l'acide urique ne saurait être, pour sa totalité
du moins, attribuée au dédoublement des corps
nucléiniques. La rencontre du glycocolle et de
l'urée s'unissant sous l'influence de ferments spéciaux avec perte d'eau et d'ammoniaque, suffit à
expliquer la formation de cet acide, et par
extension des autres uréides.

_____

(1) Formule de constitution de E. Fischer.

On a pensé que l'acide urique se forme dans
les reins. Il n'en est rien (Zalesky, Schrœder,
Minkowski). Quant aux relations qui existent
entre la production de l'acide urique ou des
uréides et les fonctions du foie, elles ont été
établies par Schrœder, Minkowski, etc. Du
sang que l'on fait passer à l'état frais dans
le foie d'un animal qui vient d'être sacrifié se
charge d'acide urique (Schrœder). Si l'on enlève
la glande hépatique à des oies, animaux qui
peuvent vivre quelque temps sans cet organe,
leurs excréments ne contiennent plus que 2 à 3
pour cent d'acide urique alors qu'ils en contenaient auparavant 50 à 60 pour cent ; en même
temps, l'*ammoniaque* et l'*acide lactique* augmentent très notablement dans leurs excréments
(Minkowski). Dans la cirrhose et l'atrophie aiguë
du foie chez l'homme, ces mêmes corps, ammoniaque et acide lactique, deviennent aussi très
abondants dans les urines. Il faut remarquer
encore que, chez le mammifère, c'est surtout
dans le foie que l'urée se produit ; elle sort sans
aucun doute de combinaisons plus complexes,
telles que les uréides ou même les corps xanthiques et créatiniques, grâce au travail des cellules hépatiques. Si leur fonctionnement est mé-
diocre, comme dans l'ictère, on voit des dépôts
uratiques apparaître dans les tissus et les urines.
Que les uréides viennent, au contraire, à

s'y dédoubler activement par hydratation, l'urée augmentera aussi bien que l'acide lactique et le glycocolle, c'est-à-dire les principes mêmes qui permettent de reproduire l'acide urique *in vitro*.

Autres uréides de l'économie. — Les autres uréides de l'économie animale sont presque sans importance. La méthylhydantoïne, $C^4H^6Az^2O$, a été trouvée, par Guareschi et Mosso, dans la chair musculaire du veau. L'allantoïne, $C^4H^6Az^4O^3$, se rencontre dans les liqueurs allantoïdiennes et dans les urines des animaux soumis au régime lacté. On en a signalé des traces dans les urines normales, dans celles des femmes enceintes, des personnes qui font usage du tanin, etc. Elle se produit sans doute dans l'organisme par la rencontre des éléments de l'acide glyoxylique et de l'urée, ou du moins elle dérive de matériaux où se rencontrent les radicaux de ces deux substances, hypothèse rendue très probable par la belle synthèse de l'allantoïne de Grimaux :

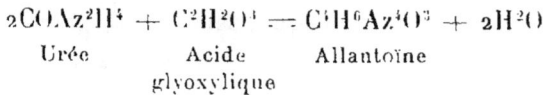

$$2COAz^2H^4 + C^2H^2O^4 = C^4H^6Az^4O^3 + 2H^2O$$

    Urée   Acide   Allantoïne
              glyoxylique

L'oxaluramide ou oxalane, $C^3H^5Az^4O^4$, dédoublable en urée et oxalate acide d'ammonium, se trouverait quelquefois, d'après Neubauer et Schunck, dans l'urine humaine.

Chez les mammifères, la majeure partie de

l'azote albuminoïde étant excrétée à l'état d'urée, une très faible proportion en est donc rejetée avec les composés xanthiques ou uriques. Pour 14 grammes d'azote que nous excrétons par vingt-quatre heures sous forme d'urée, nous n'éliminons que $0^{gr},2$ de cet élément à l'état d'acide urique. C'est dire que, sauf les cas pathologiques et exceptionnels, les uréides qui se forment ou tendent à se former chez le mammifère, sont, en vertu de simples dédoublements hydrolytiques, presque totalement changés en urée accompagnée d'acides ternaires non azotés.

Il est curieux de remarquer que, suivant son espèce, chaque animal excrète l'azote, tantôt à l'état d'urée, tantôt à l'état d'acide urique, tantôt sous forme de composés xanthiques, quelquefois sous celle d'acides carbopyridiques que peuvent accompagner les dérivés de l'indigo. Tandis que les carnivores transforment surtout en urée leurs produits azotés de désassimilation; les herbivores sécrètent le même élément sous forme d'acide hippurique, sans doute parce que leur alimentation rend leur sang plus alcalin et introduit dans leur économie une quantité considérable d'acide benzoïque ou de dérivés benzoïques qui, rencontrant le glycocolle, forment avec lui de l'acide hippurique. Les oiseaux et les reptiles perdent leur azote presque exclusivement à l'état d'acide urique qu'accompa-

gnent en moindre quantité quelques corps de
la série xanthique, la guanine par exemple,
D'après M. Marchal, les spongiaires, les cœ-
lenthérès, les échinodermes, les vers sécrètent
presque exclusivement des composés xanthiques
très voisins de la guanine. Les crustacés ne
donnent pas d'acide urique (quoiqu'on en ait
dit) mais des produits alcaloïdiques, intermédiaires entre les corps pyridiques et xanthiques.
Les arachnides produisent de la guanine,
exceptionnellement de l'acide urique constant
au contraire dans les excrétions des myria-
podes et des insectes carnivores ou non. Chez
ces derniers, les urates se forment surtout dans
les *cellules adipeuses*; nous avons dit que, chez
l'homme, les cellules conjonctives sont le siège
d'une sécrétion d'urée. Les insectes excrètent en
outre de la guanine, de l'acide hippurique et des
leucines. Les mollusques acéphales ne rejettent
pas d'acide urique, mais de l'urée, de la taurine,
de la créatinine, de la leucine, de la tyrosine.
Les gastéropodes produisent de l'acide urique
en quantité.

Ces divers modes sous lesquels l'azote s'élimine sont bien plutôt dus, pensons-nous, au
mécanisme désassimilateur, dépendant lui-même
des ferments propres à chaque organisme animal, qu'à des différences d'alimentation.

CHAPITRE IX

—

GENÈSE DE L'URÉE

Nous avons vu (p. 101), que la vie anaérobie des cellules, a pour effet de dédoubler d'abord, par hydrolyse, les matières albuminoïdes qui se changent en amides divers, leucomaïnes de la famille créatinique et xanthique, composés uriques, corps gras, hydrates de carbone, acide carbonique. Grâce à ces processus d'hydratation, une faible partie de l'azote des albuminoïdes est transformée d'emblée en urée ; mais la majeure part de cet élément reste inclus dans les amides complexes qui se forment directement dans toute cellule en état de fonctionnement.

A propos de ces phénomènes d'hydrolyse, j'ai montré comment on peut s'expliquer que tout l'azote de la molécule albuminoïde puisse passer définitivement à l'état d'urée sans intervention aucune des phénomènes d'oxydation. Mais l'équation de la p. 101, exprimant cette transformation définitive, n'est pour ainsi dire que schématique. Elle n'a pour but que de condenser en une forme simple et, pour la clarté de l'exposition, le phénomène complexe par lequel les substances albuminoïdes, après avoir été assimilées dans l'économie, peuvent s'y transformer, uniquement par hydrolyse, en urée, graisses, hydrates de carbone, acides oxygénés du soufre et acide carbonique. Les mécanismes intermédiaires qui donnent finalement naissance à ces corps ont été négligés dans cette équation. Mais on a vu, dans les Chap. VII et VIII, qu'en fait, la formation de l'urée est précédée de la production des corps créatiniques, xanthiques et uriques dérivés du dédoublement direct de la molécule albuminoïde ou des nucléo-albumines, puis on a montré (p. 136, 138, 152, 157, 163, etc.), comment ces corps donnaient dans les tissus même, et par hydrolyse, naissance à l'urée et à des corps divers.

Pour les uréides, cette transformation se conçoit aisément, le radical de l'urée existant dans leurs molécules :

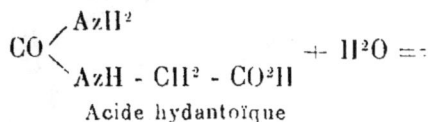

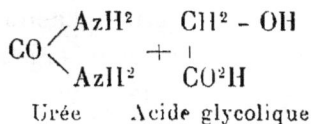

$$CO \begin{cases} AzH^2 \\ AzH - CH^2 - CO^2H \end{cases} + H^2O =$$

Acide hydantoïque

$$CO \begin{cases} AzH^2 \\ AzH^2 \end{cases} + \begin{matrix} CH^2 - OH \\ | \\ CO^2H \end{matrix}$$

Urée   Acide glycolique

En ce qui concerne les bases créatiniques, le squelette de l'urée fait aussi partie de leur constitution même et l'on comprend encore facilement ici comment l'uréide prend directement naissance par simple hydratation de ces bases :

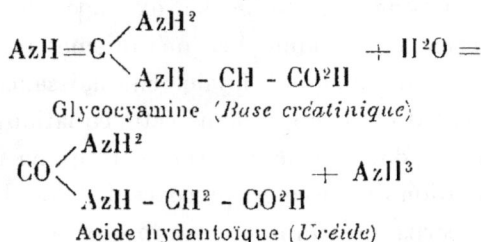

$$AzH = C \begin{cases} AzH^2 \\ AzH - CH - CO^2H \end{cases} + H^2O =$$

Glycocyamine (*Base créatinique*)

$$CO \begin{cases} AzH^2 \\ AzH - CH^2 - CO^2H \end{cases} + AzH^3$$

Acide hydantoïque (*Uréide*)

L'uréide ainsi produit grâce au remplacement de $(AzH)''$ par O'' se change ensuite en urée par hydrolyse, tandis que l'ammoniaque, formée en même temps, rencontrant dans l'économie le groupe $CO : AzH$, c'est-à-dire la *carboximide* qui résulte du dédoublement hydrolytique de la molécule albuminoïde, s'unit à lui pour donner une nouvelle quantité d'urée :

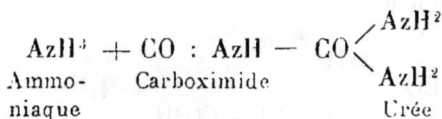

$$AzH^3 + CO : AzH - CO \begin{cases} AzH^2 \\ AzH^2 \end{cases}$$

Ammo- Carboximide Urée
niaque

Il est remarquable de voir qu'en effet, chez le mammifère, toute ingestion d'ammoniaque sous forme de sels ammoniacaux organiques ou de carbonate d'ammoniaque augmente proportionnellement la quantité d'urée produite. Chez les

herbivores, et chez le chien lorsqu'on le soumet à un régime végétal qui rend son sang suffisamment alcalin, le chlorhydrate d'ammoniaque suffit à augmenter proportionnellement la
quantité d'urée sans autre déperdition de l'azote
albuminoïde (*Kniriem, Salkowski, Schmiedeberg*). Hoppe Seyler pense même que le groupement CO : AzH peut suffir, en se doublant et
s'unissant à l'eau, pour former de l'urée :

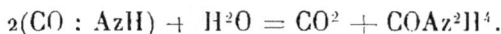

$$2(CO : AzH) + H^2O = CO^2 + COAz^2H^4.$$

Von Schrœder, Cyon, Nencki, etc., ont montré
que cette transformation des sels ammoniacaux a
lieu dans le foie : si, dans cet organe, récemment
extrait du corps d'un animal vivant, on fait
passer du sang contenant un peu de carbonate
ou d'acétate d'ammoniaque, on constate la production d'une quantité sensible d'urée. Rien de
pareil ne se passe pour les reins et les muscles.
D'autre part, ainsi que nous le disions dans le
précédent chapitre, on a remarqué que l'ictère,
les congestions hépatiques, la cirrhose, la
stéatose du foie, diminuent la quantité d'urée
produite. Le foie paraît donc avoir pour mission
de transformer en urée les résidus ammoniacaux
ou amidés de l'hydrolyse des albuminoïdes.
Nous venons de voir comment se comportent les
sels ammoniacaux en traversant cet organe ;
quant aux amines, les équations suivantes expli-

quent le passage de leur azote à l'état d'urée,
soit que celle-ci se produise sans oxydation
simultanée, comme dans le cas où le glycocolle
s'unit à la carboximide pour donner l'acide
hydantoïque transformable par simple hydrolyse
en urée comme on l'a vu plus haut :

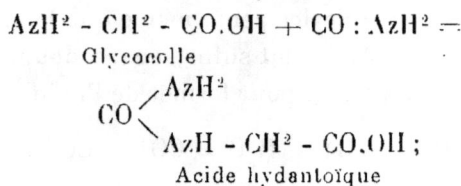

$$AzH^2 - CH^2 - CO.OH + CO : AzH^2 =$$

Glycocolle

$$CO \begin{cases} AzH^2 \\ AzH - CH^2 - CO.OH \end{cases} ;$$

Acide hydantoïque

soit que l'urée se produise avec intervention de
phénomènes d'oxydation, comme le pensent
Schulzer et Nencki :

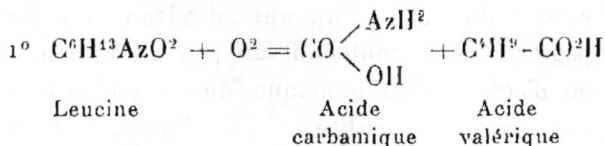

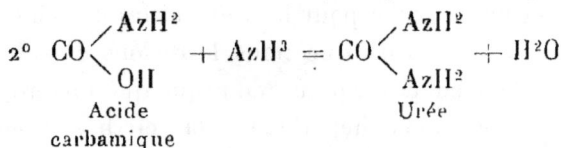

$$1^o \quad C^6H^{13}AzO^2 + O^2 = CO \begin{cases} AzH^2 \\ OH \end{cases} + C^4H^9 - CO^2H$$

Leucine   Acide   Acide
                        carbamique   valérique

$$2^o \quad CO \begin{cases} AzH^2 \\ OH \end{cases} + AzH^3 = CO \begin{cases} AzH^2 \\ AzH^2 \end{cases} + H^2O$$

Acide   Urée
carbamique

Dans tous les cas, il est certain que l'ingestion
du glycocolle, de la leucine, de la sarcosine, et des
autres acides amidés dérivés de l'hydratation
directe des albuminoïdes ou de la destruction des
corps xanthiques, amènent une augmentation
d'urée correspondante à l'azote ainsi introduit
(Schulzer et Nencki, Salkowski).

D'ailleurs, Drechsel a établi la formation directe de l'acide carbamique par oxydation de glycocolle en milieu alcalin. Nencki et Hahn ont fourni une démonstration suffisante de la formation de cette substance dans l'organisme : en pratiquant, chez le chien, la ligature de la veine-porte avec abouchement de son tronçon mésentérique dans la veine-cave inférieure (ce qui supprime pour le sang-porte son passage à travers le foie), ces auteurs ont constaté les symptômes d'empoisonnement qu'on observe à la suite d'injections intraveineuses de carbamates alcalins. Ils ont établi en même temps que les urines de ces animaux s'enrichissaient, en effet, en carbamate d'ammoniaque. Ces observations semblent établir que le foie est bien le lieu de transformation en urée des sels ammoniacaux et des amides dérivés de l'hydrolyse des tissus. Toutefois, ce n'est là qu'une des origines de l'urée ; elle se forme certainement dans presque tous les tissus. Kaufmann (*Arch. de physiol.*, t. XXVI, p. 331 et 546), a trouvé, en effet, les quantités suivantes de cette substance dans 100 grammes d'organes pesés à l'état humide :

Foie.	109 milligrammes
Cerveau	86 "
Muscles	64 "
Rate.	62 "
Sang	12 "

Il faut donc que l'urée se forme dans tous ces organes, puisqu'en chacun d'eux il y en a plus que dans un même poids de sang, et *a fortiori* dans le poids de la totalité du sang qui les traverse à un moment donné.

Pour l'explication de la formation de l'urée à partir des composés créatinique et xanthique, nous renvoyons aux deux Chapitres précédents.

CHAPITRE X

—

ÉLIMINATION DES PRODUITS NON AZOTÉS

Nous avons maintenant analysé dans ses détails les mécanismes grâce auxquels les corps
albuminoïdes, qui forment la partie essentiellement vivante et plastique de nos tissus, se dissocient, généralement par hydratation, se dédoublant ainsi en matériaux plus simples, et nous
avons poursuivi, autant qu'il a été possible, le
sort de ces dérivés à partir des albuminoïdes
protoplasmatiques primitifs jusqu'au moment
où la totalité, ou la presque totalité de leur azote,
est passé à l'état d'urée.

Cette longue discussion nous a conduit aux
conclusions suivantes :

a) Contrairement aux organismes inférieurs,
microbes et ferments figurés de nature végétale,
qui, avec des sels ammoniacaux, des substances
ternaires (sucres, amidons, acides organiques
divers) et quelques sels (sulfates, phosphates
de chaux, de potasse, de soude, de magnésie)
peuvent se nourrir et former directement leurs
matières protéiques, la cellule animale a besoin,

pour s'alimenter et fonctionner, de substances albuminoïdes toutes faites. Elle peut les transformer, les unir entre elles, aux dérivés azotés ou non azotés, ainsi qu'à quelques sels minéraux, mais elle ne saurait les produire directement en partant des sels ammoniacaux, de l'urée ou des corps amidés les plus simples. Non seulement elle ne les peut produire, mais le fonctionnement intime de son protoplasma tire son énergie de leur destruction.

b) Quatre sortes de substances contribuent à l'alimentation des tissus animaux : les substances protéiques, les sucres, les graisses, les matières minérales. Si nous laissons de côté ces dernières, dans tous les cas indispensables, il faut, pour que la nutrition et l'assimilation s'accomplissent dans les conditions les plus favorables, fournir à la fois à l'animal des hydrates de carbone, des principes gras et des substances albuminoïdes. Mais seuls les albuminoïdes sont absolument nécessaires ; en effet, ils peuvent fournir à l'économie, en perdant leur azote surtout sous forme d'urée, et sans intervention de l'oxygène, les sucres et corps gras intermédiaires.

c) Au cours de son élimination, l'azote des substances protéiques passe par une série de combinaisons de moins en moins complexes. Une faible partie se change d'emblée en urée ; une autre est fixée dans la molécule de la tyrosine

que l'hydratation sépare de l'édifice albuminoïde ;
une autre, et c'est la principale, se trouve enga-
gée dans ces amides compliquées qui se forment
dès les premiers dédoublements hydrolytiques des
albuminoïdes. Ces amides, en s'hydratant eux-
mêmes donnent naissance avec ou sans perte
d'acide carbonique à un grand nombre de substances emportant l'azote sous divers états :
acides amidés, leucomaïnes névriniques, créatiniques, xanthiques ; corps de la série urique,
etc., substances destinées soit à s'éliminer directement, avec ou sans oxydation, soit à se dédoubler en corps ternaires neutres ou acides et en
urée qui s'échappe par les reins.

Les matières ternaires non azotées : sucres,
graisses, acides gras, acides des séries lactiques
et oxaliques, etc., directement apportées par l'alimentation, et celles qui proviennent de ces dédoublements des albuminoïdes que provoque la phase
anaérobie de désassimilation des protoplasmas,
subissent à leur tour des transformations ultérieures dans lesquelles intervient dès lors généralement l'oxygène. On a vu, aux Chap. VIII et IX,
que l'acide lactique, ou ses dérivés immédiats
peuvent, en s'unissant à l'urée, former par déshydratation de l'acide urique. Mais, plus généralement, les matières non azotées se simplifient
en se brûlant par degrés, soit dans le sang, soit
à la périphérie des cellules qui les ont produites

ou emmagasinées. Grâce à cette combustion, ces substances ternaires dégagent la majeure partie de leur énergie qui, de latente, devient efficace. L'animal en dispose pour produire du travail, entretenir sa chaleur interne et provoquer quelques synthèses locales.

Contrairement à ce que l'on a pensé bien longtemps, il ne suffit pas que le sang ou son oxyhémoglotine vienne au contact des corps organiques, même les plus oxydables, pour que l'oxydation s'en effectue, que le glycose, l'alcool, les corps aldéhydiques, par exemple, soient directement oxydées par le sang. Il faut, pour que les oxydations se produisent dans l'économie, qu'intervienne un agent spécifique, un ferment d'oxydation, signalé d'abord par Schmiedeberg et par Jacquet, étudié avec soin par G. Bertrand, puis Abelous et Biarnès. Ces ferments oxydants très répandus dans les plantes (*laccase* et *tyrosinase* de G. Bertrand) existent dans beaucoup d'organes animaux. Ce sont, par ordre décroissant de richesse : les globules blancs, le foie, le poumon, la rate et les muscles. La moindre goutte d'extrait de ces organes ajoutée au sang lui confère la propriété de porter aussitôt son oxygène sur les composés oxydables qu'on lui présente. Comme tous les enzymes, ce ferment est détruit dès que la température s'élève au dessus de 55 à 60°. Il est peu à peu altéré par l'alcool fort. Il

agit en milieu neutre, acide et même très légèrement alcalin. Il ne dialyse pas. D'après G. Bertrand, ce ferment serait une matière azotée
manganésifère. Si l'on représente par R, le radical
acide qui dans cet agent est uni au manganèse,
on aurait, en présence de l'eau la réaction :

$$MnR + H^2O = RH^2 + MnO,$$

l'oxyde MnO, en présence de l'oxygène O^2 de
l'air, donnerait $MnO^2 + O$, puis MnO^2 reformerait
H^2O et MnR, en présence de RH^2, c'est-à-dire
qu'il reproduirait le ferment d'où l'on est parti
et, dès lors, tout recommencerait indéfiniment
dans le même ordre. C'est l'atome ion d'oxygène libre O, mis en liberté dans cette réaction, qui provoquerait les oxydations.

Il existe des substances organiques capables
de donner, lorsqu'on les oxyde, des composés
faciles à réduire, tels sont l'indigo, le bleu de
méthylène, etc. Si l'on chauffe *à l'air* une solution
faible de glycose dans du carbonate de soude
étendu, il ne s'oxydera pas, mais qu'on vienne
à ajouter un peu de carmin d'indigo ou de bleu
de méthylène, ceux-ci seront réduits aussitôt par
le glycose qui s'oxydera à leurs dépens, tandis
que les corps résultant de cette réduction, l'indigo blanc ou le leucodérivé du bleu de méthylène, se réoxydant à l'air en régénérant l'indigo
bleu ou le bleu de méthylène primitif, la réaction

oxydante indirecte qui leur est due recommen-
cera. Ces faits sont bien propres à nous faire
saisir comment peuvent agir les ferments oxydants et, en général, ces enzymes qui sont pour
ainsi dire de simples convoyeurs d'eau, d'oxygène, d'hydrogène, etc. Mais dans tous ces cas, il
semble y avoir production de termes intermédiaires instables, formés par l'union du ferment
avec le corps, oxygène, eau, hydrogène, etc.
qu'il a la propriété de fixer sur les substances
oxydables, réductibles, aptes à s'hydrolyser,
à s'hydrogéniser, etc. La réaction produite, le
ferment renaît par un mécanisme tel que celui
que nous analysions tout à l'heure pour le ferment oxydant.

Quoi qu'il en soit du mécanisme de ces oxydations, nous devons rapidement passer en revue
l'origine et le sort des divers composés ternaires
qui résultent des dédoublements des corps azotés
albuminoïdes de nos tissus ou que fournissent
les aliments.

Hydrates de carbone. — Nous savons
qu'ils proviennent de deux sources, l'alimentation, d'une part, la désassimilation des albuminoïdes, de l'autre.

L'expérience a établi que, dans la cellule hépatique, les albuminoïdes, entre autres produits
de dédoublement, donnent de la jécorine et des
corps nucléiniques divers dont procède le glyco-

gène apte, à son tour, grâce à un ferment
spécial, à se transformer en glycose.

On sait que Claude Bernard a démontré que
le foie se charge de ce sucre lors même que les
animaux sont uniquement nourris de viande. Von
Mering, Naunyn, etc., ont confirmé ces observations. La preuve de cette transformation des
albuminoïdes, même en dehors de l'économie
vivante, a été fournie par Seegen : deux fragments de poids égaux d'un même foie de chien
sont placés l'un dans 50 centimètres cubes de
sang additionné de peptones, l'autre dans le
même volume de sang non peptonisé. Les deux
bocaux sont mis à l'étuve à 35° ; en même temps
on y fait passer un courant d'air. Au bout de
quelques heures, on dose le sucre dans les deux
fragments de foie : celui qui n'a pas reçu de
peptones contient. pour cent grammes de foie,
$2^{gr},56$ de glucose ; celui qui a été peptonisé en
contient $3^{gr},54$. Il y a donc eu formation de glycogène et de sucre au contact de la pulpe hépatique, même *in vitro*, aux dépens des peptones.

M. Lépine a confirmé depuis l'observation de
Seegen [1].

Les peptones que l'on injecte dans la veine-

---

[1] *Comptes rendus de l'Académie des Sciences.*
t. CXV, p. 304 et t. CXVI, p. 419.

porte donnent du sucre en traversant un foie fraîchement extirpé.

On a aussi directement établi que l'injection des acides amidés, du glycocolle, de l'asparagine, et même des sels ammoniacaux à acides organiques, accélère la formation du glycogène, en même temps que l'azote de ces substances se retrouve presque tout entier dans les urines à l'état d'urée. Le glycocolle résultant de la désassimilation des albuminoïdes, peut-il, dans les cellules du foie, se changer en glycose suivant l'équation :

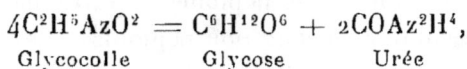

$$4C^2H^5AzO^2 = C^6H^{12}O^6 + 2COAz^2H^4,$$

Glycocolle   Glycose   Urée

ceci me paraît fort peu probable ; en tous cas aucune preuve expérimentale ne permet de l'affirmer.

La production du glycose et du glycogène aux dépens des albuminoïdes n'est pas spéciale au foie, cette aptitude appartient à toutes les cellules de l'économie, du moins si l'on tient compte de ce fait que la glycose formée peut, ultérieurement, comme nous le montrerons, se changer sous l'influence d'un ferment spécial en acide carbonique et corps gras. Le glycogène et ses isomères ou polymères (inuline, cellulose animale, paramylon, tunicine, etc.), se produisent et se déposent dans beaucoup de cellules de l'économie. C'est ainsi que, dans le muscle au repos, l'on voit s'accumuler du glycogène qui disparaît

durant la période d'activité du tissu musculaire
rouge. Il est probable que l'inosite a la même
origine albuminoïde. On ne saurait faire in-
tervenir le foie et admettre que, formé dans
cet organe, le glycogène va se localiser ensuite
dans le tissu musculaire : cet hydrate de carbone
se reproduit, en effet, dans le muscle des gre-
nouilles que l'on a privées de glande hépatique.
On rencontre aussi des granulations glyco-
géniques chez les infusoires ciliés dénués de
foie ou de toute glande semblable. Suivant
Carter, il existerait de l'amidon animal dans la
rate et le rein ; suivant Rouget, dans les épithéliums du placenta et dans la jeune cellule
épidermique. On en trouve aussi dans le jaune
de l'œuf où il se change peu à peu en sucre (Das-
tre). La tunicine, véritable cellulose animale,
a été signalée dans le manteau des tuniciers, des
cynthées, des phallusia, et dans l'enveloppe cartilagineuse des ascidies ; enfin la chitine elle-
même, sorte d'amide glycosique placé sur la
limite de la famille des sucres amidés et des
amides plus complexes directement issus des
albuminoïdes, se forme dans les cellules de la
carapace des articulés et dans les trachées des arthropodes, en vertu d'un mécanisme analogue à
celui par lequel nous avons dit que la chondrosine et la glycosamine $C^6H^{11}(AzH^2)O^5$ dérivent du
chondromucoïde du cartilage (voir p. 127).

On voit que la formation des hydrates de carbone aux dépens de la désintégration des albuminoïdes de l'économie et en dehors même des cellules du foie, est un fait très général.

Que ces hydrates de carbone se forment dans nos cellules par dédoublement des albuminoïdes, ou que l'alimentation les fournisse directement, quelle que soit leur origine, ils sont destinés à disparaître. Ils représentent des provisions de chaleur ou, pour parler d'une façon plus générale, une réserve toujours prête d'énergie latente dont les cellules peuvent immédiatement disposer.

La disparition de ces sucres se fait dans des conditions qu'il convient d'analyser :

1° Une certaine quantité du glycose provenant de l'hydratation du glycogène, ou apporté par l'alimentation, passe dans le sang. Sous l'influence d'un ferment spécial, le ferment glycolytique (Bernard ; Lépine) y est graduellement oxydé et transformé en produits de plus en plus simples : un kilogramme de sang de chien extravasé fait disparaître en 24 heures, à 38°, jusqu'à 8 grammes de glycose. Ce phénomène s'accentue surtout durant le travail musculaire au cours duquel la glycose, brûlée dans les capillaires sanguins qui traversent le muscle, fournit en majeure partie l'énergie mécanique développée par la fibre striée au moment où elle travaille (Chauveau).

2° En même temps, le glycogène et les sucres musculaires sont transformés, partiellement ou totalement, en acide lactique qu'on peut retirer du muscle fatigué ; peut-être aussi sont-ils changés, en faible proportion, en acide carbonique et en alcool dont on retrouve toujours une trace dans le muscle normal, mais qui semble se détruire par une oxydation plus avancée.

Cette disparition du sucre musculaire durant la contraction de la fibre striée, correspond à un phénomène chimique remarquable : pendant qu'il se tend, le muscle, de réducteur qu'il était au repos, devient oxydant. Il est facile de s'en assurer. Plongez durant la vie une aiguille de fer bien décapée dans une masse musculaire, elle y conservera son brillant tant que le muscle reste au repos ; provoquez la contraction, l'aiguille se rouillera aussitôt. Dans ce muscle qui devient oxydant pendant le travail, le glycogène, la glycose, l'inosite, disparaîtront donc plus facilement.

3° Mais la majeure partie des hydrates de carbone fournis par l'alimentation ou formés dans les cellules, est destinée à subir une véritable fermentation cellulaire qui a pour effet de les changer en graisses. Si l'on fait faire à un homme un repas uniquement composé de matières amylacées et de sucre, on remarque qu'il exhale par les poumons, une à deux heures après, une énorme quantité d'acide carbonique qui ne correspond pas à une augmentation proportionnelle de l'oxygène absorbé dans le même temps. C'est que, dans ses cellules et particulièrement dans son tissu adipeux, se produit une fermentation remarquable du sucre d'abord emmagasiné qui a pour résultat de le transformer en graisses et acide carbonique. Ce fait, que j'avais depuis longtemps théoriquement prévu, a été nettement établi par les expériences de MM. Richet et Hanriot (*Compt. Rend. de l'Ac. des Sc.*, t. CXIV, p. 371).

La transformation du sucre en corps gras se représente facilement par l'équation :

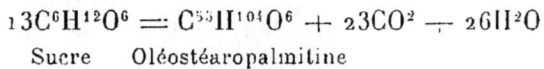

$$13C^6H^{12}O^6 = C^{55}H^{104}O^6 + 23CO^2 + 26H^2O$$
$$\text{Sucre} \qquad \text{Oléostéaropalmitine}$$

Les corps gras ainsi formés s'emmagasinent en partie dans les cellules du tissu adipeux, tandis que l'eau et l'acide carbonique sont excrétés par les reins et le poumon.

Les expériences de Chaniewsky, Münk, etc., sur l'engraissement des oies, des chiens, des porcs avaient d'ailleurs montré que 70 à 80 % de la graisse qui se forme quand on nourrit spécialement ces animaux de matières amylacées provient du dédoublement de leurs aliments hydrocarbonés.

4° Enfin il est probable qu'une partie du sucre
de l'économie disparaît, dans certaines cellules,
à l'état d'acides lactique, butyrique, et peut être
succinique, glycollique, tartronique et oxalique,
par suite de phénomènes fermentatifs comparables à ceux qui se passent dans les divers
ferments figurés. On trouve, en effet, dans l'économie, soit à l'état libre, soit engagé dans des
combinaisons diverses telles que les uréides par
exemple, ces divers acides que l'on peut d'ailleurs normalement dériver des sucres.

Corps gras. — Outre ceux que l'alimentation nous fournit, nous venons de voir comment
une partie notable des corps gras dérive directement des sucres, indirectement des albuminoïdes. On ne saurait douter de la production
des graisses aux dépens de ces dernières substances. Les expériences quantitatives de Bous-
singault, puis de Pettenkoffer et Voit, l'ont
définitivement établi. Subottin et Kemmerich,
en soumettant les chiennes au régime continu
de la viande dégraissée, purent observer qu'elles
continuaient à produire en abondance et presque
indéfiniment du lait et du beurre, et que ce
dernier diminuait même si l'on remplaçait la
viande par des hydrates de carbone. Tcherinoff a
engraissé des poulets en les gavant de viande entièrement épuisée de graisses par l'éther.

Chez les animaux, une très petite quantité des

corps gras est éliminée par les fèces, la peau (¹), les épithéliums.

Les graisses sont rapidement consommées sous l'influence de l'exercice ou de la maladie. Encore avant de disparaître subissent-elles une véritable saponification, grâce à une diastase analogue au ferment saponificateur du pancréas, la *lipase*, qu'on rencontre dans beaucoup d'organes (Hanriot). Ce ferment agit surtout en liqueur légèrement alcaline et ne se confond pas avec le ferment analogue du pancréas. La lipase a été signalée aussi dans quelques graines. Elle a pour effet, en hydratant les graisses, de les transformer en glycérine et acides gras. Ceux-ci trouvent dans le sang un milieu alcalin qui les dissout lentement et de l'oxygène qui les oxyde. En fait, on rencontre, dans le sang et les tissus, soit les acides gras provenant de cette oxydation graduelle, soit les savons correspondants.

On ne connaît pas bien, encore aujourd'hui, les produits d'oxydation intermédiaires entre les graisses, d'une part, l'acide carbonique et l'eau qui en dérivent par oxydation totale, de l'autre. On suppose seulement que les acides succinique, mésoxalique et oxalique, ainsi que les acides homologues de l'acide stéarique et de plus en plus

---

(¹) M. Ranvier vient de montrer que la peau élimine, outre la graisse sébacée, une véritable cire.

pauvres en carbone (palmitique, caproïque, valé-
rique, butyrique, etc.), et les acides oxygras
(famille des acides lactiques) se produisent au
cours de l'oxydation graduelle des acides gras.

La transformation inverse, c'est-à-dire celle
des graisses en hydrates de carbone, a-t-elle lieu
directement ou indirectement dans l'économie?
Plusieurs physiologistes, MM. Chauveau, R.
Dubois, etc., ont essayé de l'établir par leurs
expériences. M. Ch. Bouchard incline aussi vers
cette opinion. Mais elle ne me paraît pas bien
démontrée. Voici quelques-unes des preuves
qu'on a invoquées.

Couvreur, en étudiant les transformations
du ver à soie observa qu'une énorme quantité
de glycogène apparaît chez cet animal au début
de la période chrysalidaire, alors qu'il ne prend
plus de nourriture; et comme, en même temps
que cet accroissement du glycogène, on observe
une diminution parallèle des graisses, il semble
qu'on en puisse conclure que le glycogène dérive
bien, dans ce cas, des corps gras disparus.
M. R. Dubois a fait à peu près les mêmes remarques sur la marmotte en état d'hibernation.

Mais j'observerai, à propos de ces deux faits,
que l'animal, en même temps qu'il perd ses
graisses, perd aussi une proportion abondante de
ses albuminoïdes et que la disparition de ces dernières peut être l'origine du glycogène signalé.

M. Chauveau, qui pense que la transformation
des graisses en hydrates de carbone dans l'économie est un fait normal et continu, exprime ce
phénomène par l'équation :

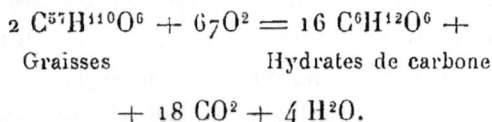

$$2\ C^{57}H^{110}O^6 + 67 O^2 = 16\ C^6H^{12}O^6 +$$

Graisses   Hydrates de carbone

$$+\ 18\ CO^2 + 4\ H^2O.$$

Il fait remarquer que la marmotte en hibernation perd complètement ses corps gras sans
que jamais on cesse de retrouver du glycogène
ou des sucres réducteurs dans son sang et ses
tissus, alors que, chez l'animal inanitié, ces hydrates de carbone finissent toujours par disparaître. Il faut donc, dit ce physiologiste, que les
graisses de la marmotte aient fourni à cet entre-
tien continu en hydrates de carbone. D'autre
part, on a reconnu depuis longtemps que la marmotte augmente quelquefois de poids durant les
périodes de sommeil hibernal lorsqu'elle n'émet
pas d'excrétions liquides ou solides, ce que Ré-
gnauld et Reiset, qui avaient observé le fait,
expliquent en montrant expérimentalement que,
dans cet état, cet animal émet moins d'acide
carbonique qu'il n'absorbe d'oxygène ; son coef-
ficient, respiratoire en un mot, $\dfrac{CO^2}{O^2}$, est très inférieur à 1. Or, l'équation ci-dessus, donnée par
Chauveau pour exprimer la transformation des

graisses en hydrate de carbone dans l'économie, conduit, en effet, au quotient $\frac{CO^2}{O^2} = 0,27$. Enfin, dit M. Chauveau, l'homme, en état de travail et en pleine digestion de graisse, loin d'abaisser son coefficient respiratoire à 0,70, chiffre qui correspond à la consommation des graisses si elles étaient l'origine du travail produit, élève ce coefficient à 0,94, qui est le nombre théorique même répondant à la consommation du glycose. Il faut donc que ce soit cette dernière substance que consomme réellement le muscle qui travaille. Mais comme les graisses disparaissent en même temps, et que, d'après le coefficient respiratoire, elles ne s'oxydent pas directement pendant le travail, il faut, pense M. Chauveau, que les graisses se transforment directement en sucre ou autres hydrates de carbone qui vont entretenir les réserves que la contraction musculaire épuise continuellement.

M. Bouchard a fait à son tour la remarque que, dans certains cas, les animaux peuvent, sans absorber d'aliments ni émettre d'excrétions solides ou liquides, augmenter de poids. Il a observé même que cette augmentation peut s'élever momentanément chez l'homme moyen jusqu'à 40 grammes en une heure. Il pense pouvoir expliquer cette augmentation en admettant qu'en quelques cas, les graisses peuvent se transformer en glycogène dans l'économie :

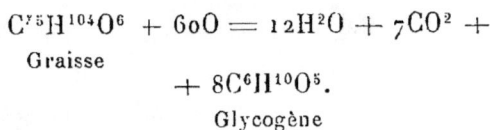

$$C^{75}H^{104}O^6 + 60O = 12H^2O + 7CO^2 +$$

Graisse

$$+ 8C^6H^{10}O^5.$$

Glycogène

L'acide carbonique ainsi formé serait excrété et l'eau retenue dans les tissus ainsi que le glycogène, ce qui, pour 1 gramme de graisses disparues, donnerait une augmentation de poids de $0^{gr},758$ soit en définitive $1^{gr},758$ par gramme de graisse transformée.

M. Bouchard a essayé de montrer que les animaux soumis à la diète avec surmenage musculaire qui les prive de glycogène, présentent ces augmentations singulières de poids lorsqu'on les alimente ensuite avec une nourriture riche en graisses.

Mais il nous paraît qu'on pourrait plutôt expliquer le remarquable phénomène de l'augment passager de poids d'un animal qui ne prend dans le même temps aucune nourriture, en admettant que l'oxygène qu'il respire se fixe sur ses tissus sans qu'il se produise de dégagement correspondant d'acide carbonique, soit que cet oxygène s'unisse aux graisses directement, soit qu'il se porte sur les corps albuminoïdes. En effet, M. Hanriot (*Compte Rend. Acad. Sciences*, t. CXXVII; p. 561) a montré que la graisse absorbe *in vitro* jusqu'à 25 % de son

poids d'ozone sans donner ni hydrates de carbone
d'aucune sorte, ni corps réducteurs, et tout en
n'émettant qu'une très faible quantité d'acide
carbonique. J'ai fait les mêmes remarques en
oxydant par un simple courant d'air les tissus,
les glandes, la pulpe de muscles rouges. J'ai pu
fixer sur ces tissus une grande quantité d'oxygène sans qu'il se dégage une proportion d'acide
carbonique proportionnelle.

Il faut bien reconnaître cependant que, chez la
graine qui germe (et l'on sait depuis longtemps
combien durant cette période son fonctionnement
est comparable à celui de l'animal), la transformation de la graisse en hydrates de carbone paraît avoir été établie. Dans la graine de ricin, artificiellement privée de sa gemmule au moment
de la germination, la graisse disparaît rapidement de l'albumen, tandis que les hydrates de
carbone (sucres, amidons, etc.), l'y remplacent.
Dans les graines oléagineuses d'arachide, les
mêmes phénomènes peuvent s'observer quoique
à un degré moindre. D'après M. Maquenne,
dans la graine de ricin qui germe, 100 parties
d'oléine, en disparaissant, sont remplacées par
40 parties de glycose et autres hydrates de
carbone, sans que le poids absolu des albuminoïdes de cette graine change sensiblement
(*Comptes Rend. Acad. Sciences*, t. CXXVII;
p. 625). Ce sont là des faits fort dignes d'attention

au point de vue de la question qui nous occupe.

Corps aromatiques. — Presque toutes les substances albuminoïdes donnent en se dédoublant par hydratation une certaine quantité de tyrosine. D'autres, en très petit nombre, laissent au lieu de cette substance, des phénols amidés et peut-être des corps appartenant aux séries pyridique ou quinoléique. En effet, on rencontre, dans les urines du chien, par exemple, l'acide kynurénique ou acide oxyquinoléine-carbonique, $C^9H^3Az(CO^2H)(OH)$, acide qui, vers 200°, se dédouble en oxyquinoléine, $C^9H^6(OH)Az$, et acide carbonique. Dans les liquides urinaires des crustacés, on a signalé l'acide pyridine-carbonique, etc.

Incessamment produite dans le foie et les divers tissus, la principale de ces substances, la tyrosine, ou acide amidoparahydrocoumarique,

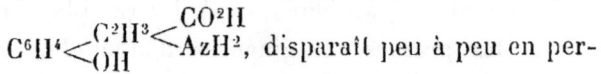

$$C^6H^4{<}{C^2H^3 \atop OH}{<}{CO^2H \atop AzH^2},$$ disparaît peu à peu en perdant, par hydratation, de l'ammoniaque qui concourt à la formation de l'urée; la tyrosine passe ainsi, d'après Baumann, à l'état d'acide hydroparacoumarique, $\quad C^6H^4{<}{CH^2\text{-}CH^2\text{-}CO^2H \atop OH}$.

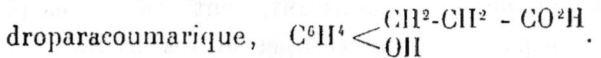

Cet acide, par une suite d'oxydations successives, se transforme en acide paroxyphénylacétique, $C^6H^4{<}{CH^2\text{-}CO^2H \atop OH}$, puis en acide paroy-

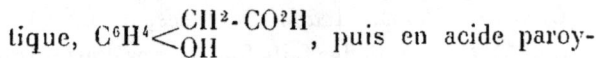

benxoïque, $C^6H^4{<}{CO^2H \atop OH}$; enfin, en perdant CO^2, ce dernier donne du phénol qui s'élimine par les urines à l'état de phénolsulfate de potasse, $C^6H^5O. SO^3K$.

L'acide phénylacétique lui-même, en perdant les éléments de l'acide carbonique, peut se transformer partiellement en crésol, $C^6H^4{<}{CH^3 \atop OH}$, qui traverse le rein sous forme de crésolsulfate de potasse, $C^6H^4(CH^3)O.SO^3K$, qu'on trouve aussi dans les urines.

A ces substances, si nous ajoutons l'acide hippurique, CO^2H - CH^2 - AzH (C^7H^5O), ou benzoylglycocolle, dont le radical benzoïque a été fourni par l'oxydation du crésol, ou qui a été en partie directement introduit par certains aliments; les acides sulfonés indoxyl-sulfurique, $C^6H^7AzSO^4$, et scatoxylsulfurique, $C^7H^9AzSO^4$, dont les radicaux, indol et scatol, ont été absorbés en grande partie dans l'intestin où ils se sont formés grâce aux fermentations putrides bactériennes des résidus protéiques alimentaires, nous aurons cité les divers composés aromatiques qui se forment dans l'économie et qui sont excrétés avec les urines sans subir de transformation complète en urée, eau et acide carbonique.

CONCLUSIONS

—

La vie se manifeste dans la cellule, et passe d'être en être, grâce à la transmission de substances spécifiques portant en elles les formes organiques, la structure moléculaire, d'où dérivent les fonctions élémentaires.

Le fonctionnement régulier qui conserve l'individu et perpétue l'espèce consiste en une série d'actes ordonnés auxquels concourent toutes les cellules. Mais chacune d'elles vit d'une façon autonome, et, suivant sa structure, assimile la matière nutritive en la faisant entrer, pour ainsi dire, dans le moule de sa constitution spécifique.

Le mode d'organisation et de différenciation moléculaire de chaque espèce de cellules nous échappe. Nous savons seulement que les parties qui ordonnent et spécialisent le fonctionnement sont le noyau et le protoplasma, l'un et l'autre essentiellement composés de matériaux albumi-

noïdes spécifiques. Le noyau régle le fonctionnement du protoplasma qui, grâce à lui, concourt
à la conservation du type général et au développement de la cellule. Le protoplasma travaille,
assimile, la matière ambiante grâce surtout à ses
granulations spécifiques ou plastides, organismes
variables en chaque espèce de cellules et souvent
dans la même cellule.

Les cellules animales ne produisent pas de
toutes pièces les matières albuminoïdes de
leur protoplasma ; elles transforment seulement
celles qu'elles reçoivent, ou leurs dérivés les plus
immédiats, en albuminoïdes nouveaux, grâce à
des doublements, des synthèses, des isomérisa-
tions qui modifient, réunissent, assimilent des
matériaux plus simples absorbés dans le tube
intestinal ou issus d'autres cellules.

Dans le protoplasma de la cellule qui fonctionne, les substances protéiques fondamentales
se désassimilent principalement par hydrolyse,
en milieu réducteur et à l'abri de toute intervention de l'oxygène. Il en résulte la formation de
substances azotées nouvelles, amides ou amines
complexes qui se transforment définitivement,
par une suite de réaction simplificatrices *anaérobies*, en urée, hydrates de carbone, et corps
gras.

L'urée, forme définitive sous laquelle sont éliminés les 14 quinzièmes environ de l'azote total

des tissus nous parait donc se produire, pour sa majeure partie, en dehors des processus d'oxydation. Entre cette substance et les albuminoïdes protoplasmatiques s'échelonnent la série des composés intermédiaires azotés. Les plus complexes sont encore albuminoïdes et souvent doués d'une grande activité, tels que les peptones, les diastases, les toxines. Puis se forment les substances créatiniques, xanthiques et les uréides qui précèdent immédiatement la formation de l'urée. Plusieurs de ces dérivés sont directement éliminés par les urines ou la bile, d'autres servent à des synthèses passagères ou jouent le rôle d'excitateurs de la nutrition et des nerfs.

Les matériaux ternaires qui se forment au cours de la désassimilation des substances protéiques, corrélativement à la production de l'urée et des autres corps azotés qui précèdent sa formation, s'éliminent ensuite grâce à une série d'oxydations auxquelles président les oxydases. Les sucres se brûlent ou se changent en graisses en perdant directement de l'acide carbonique ; les corps gras se saponifient, puis s'oxydent par degrés. C'est de la combustion des sucres, des corps gras et des autres matériaux ternaires que l'économie tire la majeure partie, mais non la totalité, de l'énergie mécanique et calorifique dont elle dispose.

Les phénomènes chimiques dont la cellule est

le siège lui fournissent l'énergie qu'elle dépense et qui la fait vivre. L'organisation détermine seulement la direction de cette énergie et l'ordre des phénomènes qui conservent la cellule et, avec elle, l'organe, l'individu, la race.

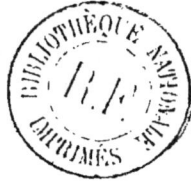

TABLE DES MATIÈRES

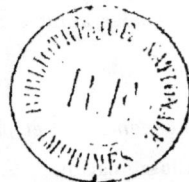

ST AMAND (CHER). IMPRIMERIE DESTENAY, BUSSIÈRE FRÈRES

MASSON & Cie, Éditeurs

LIBRAIRES DE L'ACADÉMIE DE MÉDECINE

120, Boulevard Saint-Germain, Paris

P. n° 114.

EXTRAIT DU CATALOGUE

(Août 1898)

CHARCOT — BOUCHARD — BRISSAUD

Babinski, Ballet, P. Blocq, Boix, Brault, Chantemesse,
Charrin, Chauffard, Courtois-Suffit, Dutil, Gilbert, Guignard,
L. Guinon, Hallion, Lamy, Le Gendre, Marfan, Marie, Mathieu,
Netter, Œttinger, André Petit, Richardière, Roger, Ruault,
Souques, Thibierge, Thoinot, Fernand Widal.

VIENT DE PARAITRE

Traité

de Médecine

DEUXIÈME ÉDITION

Publiée sous la direction de MM.

BOUCHARD	BRISSAUD
Professeur de pathologie générale à la Faculté de médecine de Paris, Membre de l'Institut.	Professeur agrégé à la Faculté de médecine de Paris, Médecin de l'hôpital Saint-Antoine.

10 volumes grand in-8°, avec figures dans le texte.

PRÉFACE

Le *Traité de Médecine* s'est distingué par un triple caractère : il a été le premier livre didactique où ait trouvé place la doctrine des maladies par trouble préalable de la nutrition ; il a été, chez nous, le premier traité de médecine interne qui ait donné à la doctrine de l'infection l'importance et l'ampleur qui lui appartiennent ; il a offert de la pathologie du système nerveux un tableau complet, écrit sous son inspiration, par les élèves du Maître qui avait le plus contribué aux progrès étonnants accomplis en un tiers de siècle dans cette branche de la science. Ce triple caractère a valu au livre son succès, que nous affirme notre éditeur. Ce succès, auquel MM. Masson ont certainement contribué par leurs soins et leurs sacrifices, a été invoqué comme argument en faveur de la publication d'une nouvelle édition.

Fallait-il un livre nouveau? une édition nouvelle suffisait-elle ?

Quand la médecine s'engage dans des voies inexplorées, quand des doctrines nouvelles surgissent, on ne tarde pas à ressentir le besoin de condenser en un tableau d'ensemble les conceptions nouvelles et les acquisitions nouvelles ; il faut aux élèves et aux praticiens un livre nouveau, inspiré de l'esprit nouveau, écrit par des hommes nouveaux. La première édition du *Traité de Médecine* avait répondu à un tel besoin. Mais on n'adapte pas les vieux moules aux formes nouvelles. On ne rajeunit pas les livres vieillis : *Habent sua fata.*

Quelque grand événement médical capable de changer notre orientation s'est-il produit pendant ces sept dernières années ? Je ne le crois pas. La doctrine qui était nouvelle subsiste ; ce qui est nouveau c'est qu'on ne la combat plus ; elle se confirme et se consolide. Les idées poursuivent leur développement, quelques-unes débordantes rentrent dans les limites qui leur conviennent. Des médecins qui verront comme nous pourront exprimer autrement que nous, dans des livres différents, les idées médicales et les faits médicaux qui sont exposés dans le *Traité de Médecine.* Mais l'heure de sa disparition n'a pas sonné. Tel qu'il est, on le lit toujours, on réclame de nouveaux tirages. Nous résistions parce que nous voulions qu'il fût complété et corrigé. C'est ce que fait cette seconde édition.

Elle ne se présente plus avec le prestige d'un nom qui, à lui seul, était une garantie, mais la Rédaction reparaît tout entière telle qu'elle était au premier jour, sans que ces sept années qui sont un grand espace dans la vie des livres et dans la vie des hommes aient réussi à l'entamer. Si la mort de Charcot a décou-ronné notre œuvre, son esprit reste parmi nous et les élèves qu'il a formés com-pléteront la tâche qu'il avait approuvée. L'un deux, qui recevait plus particulière-ment la confidence de sa pensée, avait, en accord avec lui, organisé la première édition. Son activité et son dévouement assurent la publication de la seconde édition. J'ai cru accomplir un acte de justice et j'ai agi selon mon cœur en priant M. Brissaud de prendre à côté de moi la place qu'occupait notre maître.

BOUCHARD.

CONDITIONS DE PUBLICATION

Les matières contenues dans la deuxième édition du TRAITÉ DE MÉDECINE seront augmentées d'un cinquième environ. Pour la com-modité du lecteur cette édition formera dix volumes qui paraîtront successivement et à des intervalles rapprochés, de telle façon que l'ou-vrage soit complet dans le courant de 1900.

Chaque volume sera vendu séparément.

Le prix de l'ouvrage est fixé dès à présent pour les souscripteurs jus-qu'à la publication du Tome II à 150 fr.

En vente le 25 juillet 1898

TOME Ier

1 volume gr. in-8° de 845 pages, avec figures dans le texte. **16 fr.**

Les Bactéries, par L. GUIGNARD, membre de l'Institut et de l'Académie de médecine, professeur à l'Ecole de Pharmacie de Paris.

Pathologie générale infectieuse, par A. CHARRIN, professeur remplaçant au Collège de France, directeur de laboratoire de médecine expérimentale (Hautes-Études), ancien vice-président de la Société de Biologie, médecin des Hôpitaux.

Troubles et maladies de la Nutrition, par PAUL LEGENDRE, médecin de l'hôpital Tenon.

Maladies infectieuses communes à l'homme et aux animaux, par G.-H. ROGER, professeur agrégé à la Faculté de médecine de Paris, médecin de l'hôpital de la Porte d'Aubervilliers.

Traité de Chirurgie

PUBLIÉ SOUS LA DIRECTION DE MM.

Simon DUPLAY

Professeur de clinique chirurgicale
à la Faculté de médecine de Paris
Chirurgien de l'Hôtel-Dieu
Membre de l'Académie de médecine

Paul RECLUS

Professeur agrégé à la Faculté de médecine
Secrétaire général
de la Société de Chirurgie
Chirurgien des hôpitaux
Membre de l'Académie de médecine

PAR MM.

BERGER, BROCA, DELBET, DELENS, DEMOULIN, J.-L. FAURE, FORGUE
GÉRARD-MARCHANT, HARTMANN, HEYDENREICH, JALAGUIER, KIRMISSON
LAGRANGE, LEJARS, MICHAUX, NÉLATON, PEYROT
PONCET, QUÉNU, RICARD, RIEFFEL, SEGOND, TUFFIER, WALTHER

DEUXIÈME ÉDITION ENTIÈREMENT REFONDUE

8 vol. gr. in-8 avec nombreuses figures dans le texte. En souscription. . . **150 fr.**

TOME I. — *1 vol. grand in-8° avec 218 figures* . . . . . . **18 fr.**

RECLUS. — Inflammations, traumatismes, maladies virulentes.
BROCA. — Peau et tissu cellulaire sous-cutané.

QUÉNU. — Des tumeurs.
LEJARS. — Lymphatiques, muscles, synoviales tendineuses et bourses séreuses.

TOME II. — *1 vol. grand in-8° avec 361 figures* . . . . . **18 fr.**

LEJARS. — Nerfs.
MICHAUX. — Artères.
QUÉNU. — Maladies des veines.

RICARD et DEMOULIN. — Lésions traumatiques des os.
PONCET. — Affections non traumatiques des os.

TOME III. — *1 vol. grand in-8° avec 285 figures* . . . . . **18 fr.**

NÉLATON. — Traumatismes, entorses, luxations, plaies articulaires.
QUÉNU. — Arthropathies, arthrites sèches, corps étrangers articulaires.

LAGRANGE. — Arthrites infectieuses et inflammatoires.
GÉRARD-MARCHANT. — Crâne.
KIRMISSON. — Rachis.
S. DUPLAY. — Oreilles et annexes.

TOME IV. — *1 vol. grand in-8° avec 354 figures* . . . . . **18 fr.**

DELENS. — L'œil et ses annexes.
GÉRARD-MARCHANT. — Nez, fosses

nasales, pharynx nasal et sinus.
HEYDENREICH. — Mâchoires.

TOME V. — *1 vol. grand in-8° avec 187 figures* . . . . . **20 fr.**

BROCA. — Face et cou. Lèvres, cavité buccale, gencives, palais, langue, larynx, corps thyroïde.
HARTMANN. — Plancher buccal,

glandes salivaires, œsophage et pharynx.
WALTHER. — Maladies du cou.
PEYROT. — Poitrine.
PIERRE DELBET. — Mammelle.

TOME VI. — *1 vol grand in-8° avec 218 figures* . . . . . **20 fr.**

MICHAUX. — Parois de l'abdomen.
BERGER. — Hernies.
JALAGUIER. — Contusions et plaies de l'abdomen, lésions traumatiques et corps étrangers de l'estomac et de l'intestin. Occlusion intestinale, péritonites, appendicite.

HARTMANN. — Estomac.
FAURE et RIEFFEL. — Rectum et anus.
HARTMANN et GOSSET. — Anus contre nature. Fistules stercorales.
QUÉNU. — Mésentère. Rate. Pancréas.
SEGOND. — Foie.

Les tomes VII et VIII paraîtront successivement et à intervalles rapprochés.

Traité
de Physiologie

PAR

J.-P. MORAT
PROFESSEUR A L'UNIVERSITÉ DE LYON

ET

Maurice DOYON
PROFESSEUR AGRÉGÉ A LA FACULTÉ DE MÉDECINE DE LYON

Ce Traité de Physiologie formera cinq volumes
dont voici le détail :

I. — **Fonctions élémentaires.** — Prolégomènes. — Nutrition en général. — Physiologie des tissus en particulier (moins le système nerveux).
II. — **Fonctions d'innervation et du milieu intérieur.** — Système nerveux. — Sang: lymphe: liquides interstitiels.
III. — **Fonctions de nutrition.** — Circulation: calorification.
IV. — **Fonctions de nutrition** (*suite*. — Digestion; respiration; excrétion.
V. — **Fonctions de relation.** Sens: Langage: expression: locomotion) **et fonctions de reproduction.** (A l'exception du développement embryologique).

Ces volumes ne seront pas publiés dans l'ordre ci-dessus, mais le seront dans celui de leur achèvement. Nous publions aujourd'hui sous le titre : « **Circulation; Calorification** » le tome qui portera, dans la tomaison définitive, le n° III. Le tome « **Digestion; Absorption; Respiration; Excrétion** » (suite des fonctions de nutrition), qui correspondra au tome IV, est dès à présent sous presse.

Toutes les mesures sont prises pour que l'ensemble de la publication soit terminé dans le courant de l'année 1900. Chaque volume sera, pendant tout le cours de la publication, vendu séparément à des prix qui varieront selon l'étendue de chacun.

Toutefois, les éditeurs acceptent, dès à présent, **au prix à forfait de cinquante francs**, des souscriptions à l'ouvrage **complet.**

VIENT DE PARAITRE

FONCTIONS DE NUTRITION

CIRCULATION	CALORIFICATION
Par **M. DOYON**	Par **J.-P. MORAT**

1 vol. grand in-8° avec 173 fig. noires et en couleurs. **12 fr.**

Traité des **OUVRAGE COMPLET**

Maladies de l'Enfance

PUBLIÉ SOUS LA DIRECTION DE MM.

J. GRANCHER
Professeur à la Faculté de médecine de Paris,
Membre de l'Académie de médecine, médecin de l'hôpital des Enfants-Malades.

J. COMBY
Médecin
de l'hôpital des Enfants-Malades.

A.-B. MARFAN
Agrégé,
Médecin des hôpitaux.

5 *vol. grand in-8° avec figures dans le texte.* . **90** fr.

DIVISIONS DE L'OUVRAGE

TOME I. — 1 *vol. in-8° de* XVI-816 *pages avec fig. dans le texte.* **18** fr.
Physiologie et hygiène de l'enfance. — Considérations thérapeutiques
sur les maladies de l'enfance. — Maladies infectieuses.

TOME II. — 1 *vol. in-8° de* 818 *pages avec fig. dans le texte.* **18** fr.
Maladies générales de la nutrition. — Maladies du tube digestif.

TOME III. — 1 *vol. de* 950 *pages avec figures dans le texte.* **20** fr.
Abdomen et annexes. — Appareil circulatoire. — Nez, larynx et
annexes.

TOME IV. — 1 *vol. de* 880 *pages avec figures dans le texte.* **18** *fr.*
Maladies des bronches, du poumon, des plèvres, du médiastin. — Maladies du système nerveux.

TOME V. — 1 *vol. de* 890 *pages avec figures dans le texte.* **18** fr.
Organes des sens. — Maladies de la peau. — Maladies du fœtus et du
nouveau-né. — Maladies chirurgicales des os, articulations, etc. —
Table alphabétique des matières des 5 volumes.

CHAQUE VOLUME EST VENDU SÉPARÉMENT

Traité de Thérapeutique Chirurgicale

PAR

Émile FORGUE
Professeur de clinique chirurgicale
à la Faculté de médecine de Montpellier,
membre correspondant
de la Société de Chirurgie
Chirurgien en chef de l'hôpital St-Éloi,
Médecin-major hors cadre.

Paul RECLUS
Professeur agrégé à la Faculté
de médecine de Paris,
Chirurgien de l'hôpital Laënnec,
Secrétaire général
de la Société de Chirurgie,
Membre de l'Académie de médecine.

DEUXIÈME ÉDITION ENTIÈREMENT REFONDUE
AVEC 472 FIGURES DANS LE TEXTE

2 *volumes grand in-8° de* 2116 *pages.* . . . . **34** fr.

VIENT DE PARAITRE

LES DÉFENSES NATURELLES
DE L'ORGANISME
LEÇONS PROFESSÉES AU COLLÈGE DE FRANCE
Par A. CHARRIN
Professeur remplaçant au Collège de France
Directeur du Laboratoire de médecine expérimentale (Hautes-Études)
Ancien Vice-président de la Société de biologie, Médecin des hôpitaux

1 volume in-8° . . . . **6 fr.**

Le sujet de ces leçons répond bien aux caractères de l'enseignement du Collège
de France, qui demande des notions nouvelles, à l'ordre du jour, dont s'occupe
e professeur, surtout au point de vue expérimental.

M. Charrin montre que le passage de l'état de santé à l'état de maladie se
réalise souvent d'une façon insensible, et cela, soit parce que l'économie est pour
ainsi dire en contact avec une série de causes morbides, soit aussi parce que le
mal n'est fréquemment que l'exagération d'une fonction, que l'insuffisance de
l'activité normale, qu'une dérogation aux processus physiologiques.

Dans ces conditions, l'auteur prend une série d'exemples destinés à établir
comment l'organisme se tient en équilibre au milieu de ces agents de maladie.

Ces leçons laissent volontairement à l'écart l'immunité, les états bactéricides,
antitoxiques, la phagocytose, défenses souvent en partie artificielles ; elles montrent l'économie pourvue d'une série de défenses naturelles aussi nombreuses
que variées ; ces défenses, pour une part, sont éparses, mais elles sont également
groupées soit en dehors de l'organisme, soit au niveau des portes d'entrée, soit
dans les profondeurs, dans les milieux clos ; elles agissent tantôt isolément, tantôt
synergiquement. De leur intégrité résulte l'état physiologique, qui, le jour où ces
protections fléchissaient, fait place à l'état pathologique.

Ces leçons, accompagnées d'exemples, de preuves, d'expériences, forment pour
ainsi dire la synthèse de la physiologie pathologique générale.

VIENT DE PARAITRE

CODE PRATIQUE
Des Honoraires Médicaux
OUVRAGE INDISPENSABLE
**Aux Médecins, Chirurgiens, Sages-femmes, Dentistes, Pharmaciens,
Etudiants, Magistrats, Avocats, Huissiers, etc.**
Par le D^r Ch. FLOQUET
Licencié en droit, médecin en chef du Palais de Justice et du Tribunal
de Commmerce, membre de la Société de Médecine légale de France.
Préface de M. le Professeur BROUARDEL
Doyen de la Faculté de médecine de Paris.

2 volumes in-18 jésus de 746 pages . . . . **10 fr.**

La question si délicate et si controversée des Honoraires médicaux n'a jusqu'à
ce jour fait l'objet d'aucun traité spécial et complet. C'est pour combler cette
lacune que l'auteur, familier avec les études de droit et avec la pratique médicale, a écrit ce livre dont le caractère pratique n'échappera pas au lecteur.

L'ouvrage, mis au courant de la doctrine et de la jurisprudence des Cours et
Tribunaux, s'adresse tout aussi bien à la magistrature et au barreau qu'au monde
médical. « C'est, comme le dit si bien M. le professeur Brouardel, l'éminent doyen
de la Faculté de Paris, l'exposé fidèle des difficultés auxquelles se heurte le praticien lorsqu'il se trouve en présence de clients ou de sociétés qui refusent de
reconnaître le prix d'un service rendu. »

L'ŒUVRE MÉDICO-CHIRURGICAL
Dr CRITZMAN, directeur,

Suite de Monographies cliniques

SUR LES QUESTIONS NOUVELLES

en Médecine, en Chirurgie et en Biologie

La science médicale réalise journellement des progrès incessants ; les questions et découvertes vieillissent pour ainsi dire au moment même de leur éclosion. Les traités de médecine et de chirurgie, quelque rapides que soient leurs différentes éditions, auront toujours grand'peine à se tenir au courant.

C'est pour obvier à ce grave inconvénient, auquel les journaux, malgré la diversité de leurs matières, ne sauraient remédier, que nous avons fondé, avec le concours des savants et des praticiens les plus autorisés, un recueil de Monographies dont le titre général, l'Œuvre médico-chirurgical, nous paraît bien indiquer le but et la portée.

Nous publions, aussi souvent qu'il est nécessaire, des fascicules de 30 à 40 pages dont chacun résume et met au point une question médicale à l'ordre du jour, et cela de telle sorte qu'aucune ne puisse être omise au moment opportun.

Nous tenant essentiellement sur le terrain pratique, nous essayerons de donner à chaque problème une formule complète. La valeur et l'importance des questions seront examinées d'une manière critique, de façon à constituer un chapitre entier, digne de figurer dans le meilleur traité médico-chirurgical. Cette nouvelle publication pourrait être intitulée aussi : *Complément à tous les Traités de Pathologie, de Clinique et de Thérapeutique.*

CONDITIONS DE LA PUBLICATION

Chaque monographie est vendue séparément. . . . . . **1 fr. 25**

Il est accepté des abonnements pour une série de 10 Monographies au prix à forfait et payable d'avance de **10** francs pour la France et **12** francs pour l'étranger (port compris).

MONOGRAPHIES PUBLIÉES

No 1. L'Appendicite, par le Dr FÉLIX LEGUEU, chirurgien des hôpitaux de Paris.

No 2. Le Traitement du mal de Pott, par le Dr A. CHIPAULT, de Paris.

No 3. Le Lavage du Sang, par le Dr LEJARS, professeur agrégé, chirurgien des hôpitaux, membre de la Société de chirurgie.

No 4. L'Hérédité normale et pathologique, par le Dr CH. DEBIERRE, professeur d'anatomie à l'Université de Lille.

No 5. L'Alcoolisme, par le Dr JAQUET, privat-docent à l'Université de Bâle.

No 6. Physiologie et pathologie des sécrétions gastriques, par le Dr A. VERHAEGEN, assistant à la Clinique médicale de Louvain.

No 7. L'Eczéma, par le Dr LEREDDE, chef de laboratoire, assistant de consultation à l'hôpital Saint-Louis.

No 8. La Fièvre jaune, par le Dr SANARELLI, directeur de l'Institut d'hygiène expérimentale de Montévidéo.

No 9. La Tuberculose du rein, par le Dr TUFFIER, professeur agrégé, chirurgien de l'hôpital de la Pitié.

No 10. L'Opothérapie. Traitement de certaines maladies par des extraits d'organes animaux, par A. GILBERT, professeur agrégé, chef du laboratoire de thérapeutique à la Faculté de médecine de Paris, et P. CARNOT, docteur ès sciences, ancien interne des hôpitaux de Paris.

Traité
d'Anatomie Humaine

PUBLIÉ SOUS LA DIRECTION DE

Paul POIRIER

PROFESSEUR AGRÉGÉ A LA FACULTÉ DE MÉDECINE DE PARIS
CHEF DES TRAVAUX ANATOMIQUES, CHIRURGIEN DES HOPITAUX

PAR MM.

A. CHARPY	A. NICOLAS	A. PRENANT
PROFESSEUR D'ANATOMIE	PROFESSEUR D'ANATOMIE	PROFESSEUR D'HISTOLOGIE
A LA FACULTÉ DE	A LA FACULTÉ DE	A LA FACULTÉ DE
TOULOUSE	NANCY	NANCY

P. POIRIER	P. JACQUES
PROFESSEUR AGRÉGÉ	PROFESSEUR AGRÉGÉ
CHEF DES TRAVAUX ANATOMIQUES	A LA FACULTÉ DE NANCY
CHIRURGIEN DES HOPITAUX	CHEF DES TRAVAUX ANATOMIQUES

ÉTAT DE LA PUBLICATION AU 1er AOUT 1898

TOME PREMIER

Embryologie; Ostéologie; Arthrologie. Un volume grand in-8°
avec 624 figures . . . . 20 fr.

TOME DEUXIÈME

1er Fascicule : **Myologie.** Un volume grand in-8° avec 312 figures. **12 fr.**
2e Fascicule : **Angéiologie** (*Cœur et Artères*). Un volume grand
in-8° avec 145 figures. . . . . **8 fr.**
3e Fascicule : **Angéiologie** (*Capillaires, Veines*). Un volume grand
in-8° avec 75 figures . . . . **6 fr.**

TOME TROISIÈME

1er et 2e Fascicules : **Système nerveux.** Deux volumes grand
in-8° avec 407 figures . . . . **22 fr.**

TOME QUATRIÈME

1er Fascicule : **Tube digestif.** Un volume grand in-8°, avec
158 figures. . . . . **12 fr.**
2e Fascicule : **Appareil respiratoire**; *Larynx, trachée, poumons,
plèvres, thyroïde, thymus.* Un volume grand in-8°, avec
121 figures. . . . . **6 fr.**

IL RESTE A PUBLIER :

Un fascicule du tome II (Lymphatiques);
Un fascicule du tome III (Nerfs périphériques. Organes des sens);
Un fascicule du tome IV (Organes génito-urinaires).

Ces fascicules seront publiés successivement dans le plus bref délai possible.

maladies microbiennes des Animaux, par
A. NOCARD, professeur à l'École d'Alfort, membre de l'Académie
médecine, et E. LECLAINCHE, professeur à l'École vétérinaire
Toulouse. *Deuxième édition, entièrement refondue.* 1 fort volume
grand in-8° . . . . 16 fr.

Traité des maladies chirurgicales d'origine
congénitale, par le Dr E. KIRMISSON, professeur agrégé à
la Faculté de médecine, chirurgien de l'Hôpital Trousseau, membre
de la Société de Chirurgie. 1 volume grand in-8° avec 311 figures
dans le texte et 2 planches en couleurs. . . . . 15 fr.

Recherches anatomiques et cliniques sur le
glaucome et les néoplasmes intra-oculaires,
par Ph. PANAS, professeur de clinique ophtalmologique à la Faculté de médecine, chirurgien de l'Hôtel-Dieu, membre de l'Académie de médecine, et le Dr ROCHON-DUVIGNEAUD, ancien chef
de clinique de la Faculté. 1 volume in-8° avec 41 figures dans le
texte . . . . 7 fr.

Traité d'Ophtalmoscopie, par Étienne ROLLET, professeur agrégé à la Faculté de médecine, chirurgien des hôpitaux de
Lyon. 1 volume in-8° avec 50 photographies en couleurs et 75 figures dans le texte, cartonné toile, tranches rouges. . . . . 9 fr.

Cliniques chirurgicales de l'Hôtel-Dieu, par
Simon DUPLAY, professeur de clinique chirurgicale à la Faculté
de médecine de Paris, membre de l'Académie de médecine, chirurgien de l'Hôtel-Dieu, recueillies et publiées par les Drs Maurice
CAZIN, chef de clinique chirurgicale à l'Hôtel-Dieu, et S. CLADO,
chef des travaux gynécologiques. *Deuxième série.* 1 volume grand
in-8° avec figures . . . . 8 fr.

Consultations médicales sur quelques maladies
fréquentes. *Quatrième édition, revue et considérablement
augmentée,* suivie de quelques principes de Déontologie médicale et précédée de quelques règles pour l'examen des malades,
par le Dr J. GRASSET, professeur de clinique médicale à l'Université de Montpellier, correspondant de l'Académie de médecine.
1 volume in-16, reliure souple, peau pleine. . . . . . . 4 fr. 50

Le Bandage herniaire : Autrefois-Aujourd'hui,
par Léon et Jules RAINAL. 1 fort volume très grand in-8°, avec
324 gravures intercalées dans le texte. . . . . 10 fr.

Bibliothèque

d'Hygiène thérapeutique

DIRIGÉE PAR

Le Professeur PROUST

Membre de l'Académie de médecine, Médecin de l'Hôtel-Dieu,
Inspecteur général des Services sanitaires.

---

*Chaque ouvrage forme un volume in 16, cartonné toile, tranches rouges
et est vendu séparément : 1 fr.*

Chacun des volumes de cette collection n'est consacré qu'a une seule maladie
ou à un seul groupe de maladies. Grâce à leur format, ils sont d'un maniement
commode. D'un autre côté, en accordant un volume spécial a chacun des grands
sujets d'hygiène thérapeutique, il a été facile de donner à leur développement
toute l'étendue nécessaire.

L'hygiène thérapeutique s'appuie directement sur la pathogénie ; elle doit en
être la conclusion logique et naturelle. La genèse des maladies sera donc étudiée
tout d'abord. On se préoccupera moins d'être absolument complet que d'être
clair. On ne cherchera pas à tracer un historique savant, a faire preuve de
brillante érudition, à encombrer le texte de citations bibliographiques. On s'ef-
forcera de n'exposer que les données importantes de pathogénie et d'hygiène
thérapeutique et à les mettre en lumière.

VOLUMES PARUS

L'Hygiène du Goutteux, par le professeur PROUST et A. MATHIEU, médecin
de l'hôpital Andral.

L'Hygiène de l'Obèse, par le professeur PROUST et A. MATHIEU, médecin de
l'hôpital Andral.

L'Hygiène des Asthmatiques, par E. BRISSAUD, professeur agrégé, médecin de l'hôpital Saint Antoine.

L'Hygiène du Syphilitique, par H. BOURGES, préparateur au laboratoire
d'hygiène de la Faculté de médecine.

Hygiène et thérapeutique thermales, par G. DELFAU, ancien interne des
hôpitaux de Paris.

Les Cures thermales, par G. DELFAU, ancien interne des Hôpitaux de Paris.

L'Hygiène du Neurasthénique, par le professeur PROUST et G. BALLET,
professeur agrégé, médecin des hôpitaux de Paris.

L'Hygiène des Albuminuriques, par le Dr SPRINGER, ancien interne des
hôpitaux de Paris, chef de laboratoire de la Faculté de médecine à la Clinique
médicale de l'hôpital de la Charité.

L'Hygiène du Tuberculeux, par le Dr CHUQUET, ancien interne des hôpitaux
de Paris, avec une introduction du D DAREMBERG, membre correspondant de
l'Académie de médecine.

VOLUMES EN PRÉPARATION

Hygiène et thérapeutique des maladies de la Bouche, par le Dr CRUET.

L'Hygiène du Diabétique, par A. PROUST et A. MATHIEU, médecins des
hôpitaux de Paris.

L'Hygiène des Dyspeptiques, par le D LINOSSIER.

Hygiène thérapeutique des maladies de la peau, par le D BROCQ.

L'Hygiène du Cardiaque, par le Dr VAQUEZ, médecin des hôpitaux de Paris.

Traité
des Matières colorantes

ORGANIQUES ET ARTIFICIELLES
de leur préparation industrielle et de leurs applications

Par **Léon LEFÈVRE**

Ingénieur (E. I. R.), Préparateur de chimie à l'École Polytechnique.

Préface de **E. GRIMAUX**, *membre de l'Institut.*

2 volumes grand in-8º comprenant ensemble 1650 pages, reliés toile anglaise, avec 31 gravures dans le texte et 261 échantillons.

Prix des deux volumes : **90 francs.**

Le *Traité des matières colorantes* s'adresse à la fois au monde scientifique par l'étude des travaux réalisés dans cette branche si compliquée de la chimie, et au public industriel par l'exposé des méthodes rationnelles d'emploi des colorants nouveaux. L'auteur a réuni dans des tableaux qui permettent de trouver facilement une couleur quelconque, toutes les couleurs indiquées dans les mémoires et dans les brevets. La partie technique contient, avec l'indication des brevets, les procédés employés pour la fabrication des couleurs, la description et la figure des appareils, ainsi que la description des procédés rationnels d'application des couleurs les plus récentes. Cette partie importante de l'ouvrage est illustrée par un grand nombre d'échantillons teints ou imprimés, *fabriqués spécialement pour l'ouvrage.*

Chimie
des Matières colorantes

PAR

A. SEYEWETZ
Chef des travaux
à l'École de chimie industrielle de Lyon

P. SISLEY
Chimiste-Coloriste

1 volume grand in-8º de 822 pages . . . . **30** *fr.*

Les auteurs, dans cette importante publication, se sont proposé de réunir sous la forme la plus rationnelle et la plus condensée tous les éléments pouvant contribuer à l'*enseignement de la chimie des matières colorantes*, qui a pris aujourd'hui une extension si considérable. Cet ouvrage est, par le plan sur lequel il est conçu, d'une utilité incontestable non seulement aux chimistes se destinant soit à la fabrication des matières colorantes, soit à la teinture, mais à tous ceux qui sont désireux de se tenir au courant de ces remarquables industries.

MASSON ET Cⁱᵉ, Libraires de l'Académie de Médecine

EXPÉDITIONS SCIENTIFIQUES

DU

"TRAVAILLEUR" et du "TALISMAN"

Pendant les années 1880, 1881, 1882 et 1883

Ouvrage publié sous les auspices du Ministère de l'Instruction publique

SOUS LA DIRECTION DE

M. A. MILNE-EDWARDS

MEMBRE DE L'INSTITUT, PRÉSIDENT DE LA COMMISSION DES DRAGAGES SOUS-MARINS
DIRECTEUR DU MUSÉUM D'HISTOIRE NATURELLE DE PARIS

VIENT DE PARAITRE

MOLLUSQUES TESTACÉS

PAR

ARNOULD LOCARD

TOME I. — 1 fort vol. gr. in-4° avec 24 planches hors texte. **50 fr.**
TOME II. — 1 vol. gr. in-4° avec nombreuses planches hors texte.
(*Sous presse*).

VOLUMES PRÉCÉDEMMENT PARUS :

Poissons, par L. Vaillant, professeur-administrateur au Muséum
d'Histoire Naturelle, membre de la commission des dragages sous-
marins. 1 fort volume in-4° avec 28 planches hors texte . . **50 fr.**

Brachiopodes, par P. Fischer, membre de la commission des dragages sous-marins, et D.-P. OEhlert, membre de la Société géologique de France. 1 vol. in-4° avec 8 planches hors texte. . . **20 fr.**

Échinodermes, par Edmond Perrier, professeur-administrateur au
Muséum d'Histoire Naturelle, membre de l'Institut. 1 fort vol. in-4°,
avec 25 planches hors texte. . . . . **50 fr.**

VIENT DE PARAITRE

L'Anatomie comparée

des Animaux

BASÉE SUR L'EMBRYOLOGIE

PAR

LOUIS ROULE

Lauréat de l'institut (Grand Prix des Sciences Physiques),
professeur a l'université de toulouse
(Facultés des Sciences).

Deux volumes grand in-8° de XXVI-1970 *pages
avec* 1202 *figures dans le texte* . . . . 48 fr.

Ce traité d'*Anatomie comparée* ne se borne pas à contenir un exposé des faits acquis à la science actuelle. Ce dernier n'est, pour l'auteur, qu'un moyen d'analyse, destiné à lui permettre la réalisation d'une synthèse, et à montrer, d'après une stricte méthode scientifique, l'enchaînement des êtres. Tout en constituant la part principale, et de beaucoup la plus considérable, il n'existe pas seul.
« .... Ce livre est, à la fois, un traité élémentaire d'anatomie appuyée sur l'embryologie, et un exposé succinct de philosophie zoologique. La manière dont les faits, mis en leur lieu naturel, se groupent et se complètent, donne par elle seule, avec une évidence toujours plus nette, le sentiment d'une lente évolution, subie incessamment par la matière vivante, et des voies qu'elle a suivies. La méthode scientifique part des faits pour arriver à concevoir les causes..... »
Ce traité ne s'adresse pas seulement aux étudiants désireux d'avoir un guide en anatomie. Il est de portée plus haute. Par sa méthode de rigoureuse logique, par son esprit de synthèse, il mérite d'intéresser les personnes qui, de près ou de loin, s'attachent aux sciences biologiques, soit pour elles-mêmes, soit pour leurs applications, soit pour leurs conséquences philosophiques.
L'ouvrage comprend deux volumes, et compte 1970 pages. Il est divisé en seize chapitres, dont chacun renferme l'étude anatomique d'un embranchement déterminé. Les chapitres varient, dans leur étendue, suivant l'importance des embranchements ; certains se réduisent à quelques pages ; d'autres, celui des *Vertébrés* par exemple, en mesurent près de six cents, et constituent autant de traités spéciaux. Les figures, nouvelles pour la plupart, sont nombreuses, et fort soignées ; rien n'a été omis pour les rendre des plus artistiques, sans ôter à leur valeur scientifique ni à leur simplicité.

VIENT DE PARAITRE

Les Colonies animales
et la formation des organismes

Par Edmond PERRIER
Membre de l'Institut, Professeur au Muséum d'Histoire Naturelle.

DEUXIÈME ÉDITION

1 vol. gr. in-8° avec 2 planches hors texte et 158 figures. **18 fr.**

Dans cette deuxième édition d'un livre bien connu non seulement des naturalistes mais aussi des philosophes et des sociologistes, l'auteur n'a eu à modifier en rien ni le fond de sa doctrine, ni les arguments principaux sur lesquels il s'appuyait. Certains chapitres ont été plus ou moins profondément remaniés de manière à enregistrer quelques points de vue nouveaux ou à éliminer quelques objections ; tel est le chapitre relatif aux *Formes originelles des vers annelés et des animaux articulés;* tel est aussi le chapitre sur l'*Individualité*, auquel la sanction du temps écoulé permettait de donner des conclusions plus fermes et plus rigoureusement scientifiques.

La préface de la première édition était uniquement consacrée à présenter au public l'idée mère du livre qui, neuve alors, n'a plus, aujourd'hui, besoin d'être présentée ; M. Perrier a pensé qu'il convenait plutôt d'en montrer la fécondité ; il a résumé dans une préface de 32 pages toute la théorie de la formation et de l'évolution des organismes, et mis en relief la part qu'ont prise à cette évolution les diverses forces qui agissent encore autour de nous.

Traité de Zoologie

PAR
Edmond PERRIER
Membre de l'Institut, Professeur au Muséum d'Histoire Naturelle

VIENT DE PARAITRE

FASCICULE IV
VERS ET MOLLUSQUES

1 vol. gr. in-8 de 792 pages, avec 566 figures. **16 fr.**

ONT DÉJA PARU :

Fascicule I : **Zoologie générale.** 412 pages, 458 figures. . . **12 fr.**
Fascicule II : **Protozoaires et Phytozoaires.** 452 p., 243 fig. **10 fr.**
Fascicule III : **Arthropodes.** 480 pages, 278 figures. . . . . **8 fr.**

Ces trois fascicules réunis forment la première partie. 1 vol. in-8° de 1344 pages, avec 980 figures . . . . **30 fr.**

VIENT DE PARAITRE

Éléments de Botanique

Par **Ph. Van TIEGHEM**

Membre de l'Institut, professeur au Muséum d'Histoire naturelle

TROISIÈME ÉDITION, REVUE ET AUGMENTÉE

**2 volumes in-16 comprenant ensemble 1170 pages et
580 figures intercalées dans le texte, cartonnés toile . . . . . 12 fr**

L'auteur a fait tous ses efforts pour mettre cette nouvelle édition au courant de tous les progrès accomplis en botanique depuis l'année 1893, date de l'achèvement de la deuxième édition. Ces progrès ont intéressé d'une part la morphologie et la physiologie des plantes, c'est-à-dire la botanique générale, traitée dans le premier volume, de l'autre l'histoire des familles végétales, c'est-à-dire la botanique spéciale, qui fait l'objet du second volume. De là, dans le premier volume, toute une série de modifications et d'additions, portant notamment sur la structure de la racine, de la tige et de la feuille, sur la formation de l'œuf, etc., qui l'ont augmenté d'environ cinquante pages avec les figures correspondantes. De là, surtout dans le second volume, un remaniement complet de la classification des phanérogames, où une place a dû être faite au groupe nouveau des inséminées avec ses cinq ordres et ses trente-neuf familles, remaniement qui a nécessité une addition de cent pages, avec les figures correspondantes. C'est, en somme, une augmentation de cent cinquante pages qui, jointe à de nombreuses corrections et modifications de détail, fait de cette édition un ouvrage véritablement nouveau.

VIENT DE PARAITRE

PRÉCIS

DE

BOTANIQUE MÉDICALE

Par **L. TRABUT**

PROFESSEUR D'HISTOIRE NATURELLE MÉDICALE A L'ÉCOLE
DE PLEIN EXERCICE DE MÉDECINE ET DE PHARMACIE D'ALGER

DEUXIÈME ÉDITION, ENTIÈREMENT REFONDUE

1 volume in-8º de 740 pages avec 954 figures dans le texte. . . . **8 fr.**

L'étude des végétaux, faite en vue d'en retirer des données applicables à la médecine, constitue la botanique médicale, science bien ancienne, née avec la médecine des temps primitifs et qui est depuis longtemps et reste la principale source où puise la thérapeutique ; d'un autre côté, par la bactériologie, elle devient la base de la pathogénie.

Dans ce petit volume, l'auteur s'est efforcé de condenser les notions de botanique médicale indispensables au médecin comme au pharmacien. Éliminant toutes les obscurités et les longueurs, il a cherché à accumuler dans ces quelques pages des renseignements précis et pratiques. Il est bien difficile de séparer la botanique médicale de la matière médicale ; aussi l'auteur n'a-t-il pas hésité à citer les principales drogues d'un usage courant, après avoir donné les caractères des plantes qui les fournissent. Un grand nombre de figures (954) accompagnent et facilitent les descriptions en permettant d'analyser les caractères des plantes et de vérifier les détails de leur organisation.

VIENT DE PARAITRE

DEUXIÈME ÉDITION

Entièrement refondue

des

Leçons de Géographie Physique

PAR

A. DE LAPPARENT

Membre de l'Institut,
Professeur à l'École libre des Hautes-Études,
Ancien président de la Commission centrale de la Société de Géographie.

1 volume grand in-8° de XVI-720 *pages avec* 168 *figures dans le texte
et une planche en couleurs.* **12** *fr.*

Il y a juste deux ans, nous présentions au public savant les *Leçons de Géographie physique* de M. de Lapparent. Ce court intervalle a suffi pour épuiser la première édition. Et cependant, il s'agissait d'un ouvrage qui ne répondait à aucun programme d'examens, où l'auteur cherchait à changer les traditions accoutumées de l'enseignement géographique et à introduire dans ce domaine la science géologique, si peu répandue de nos jours et si maltraitée dans les programmes universitaires.

Le succès obtenu par cette tentative suffit à montrer combien elle était opportune, et l'entrée récente de l'auteur à l'Académie des Sciences n'est pas pour en diminuer la signification. On a compris enfin qu'à l'étude de la surface du globe il fallait une base rationnelle, et que cette base devait être la connaissance des conditions de la genèse des formes terrestres.

Un livre aussi bien accueilli aurait pu essayer de reparaître sans modifications. L'auteur ne l'a pas voulu et, fidèle à une habitude dont ses précédents ouvrages ont fourni mainte preuve, il a refondu son œuvre en y introduisant toutes les améliorations dont il lui avait été possible, en deux ans, de réunir les éléments. Le texte s'est enrichi de 128 pages, soit par le dédoublement des chapitres consacrés à la France et à l'Amérique, soit par l'addition de deux leçons nouvelles, l'une sur les océans, l'autre sur l'intéressante question de la classification des montagnes. Le nombre des dessins, jugé avec raison insuffisant dans la première édition, a été porté de 116 à 168. Enfin, tout l'ouvrage a subi une révision minutieuse à l'aide des documents les plus sûrs et les plus récents.

On remarquera d'ailleurs que ces importantes modifications n'ont entraîné aucun accroissement pour le prix de l'ouvrage, que nous avons tenu à maintenir sans changement.

Nous nous plaisons à espérer que cette seconde édition rencontrera la même fortune que la première et qu'elle sera goûtée même des géographes de l'ancienne école. On rendra du moins cette justice à l'auteur que, s'il plaide chaleureusement la cause de l'élément scientifique pur, il le fait sous une forme que les lettrés eux-mêmes ne désavoueraient pas.

Paris. — L. MARETHEUX, imprimeur, 1, rue Cassette. — 13818.

LIBRAIRIE GAUTHIER-VILLARS

55, QUAI DES GRANDS-AUGUSTINS, A PARIS.

Envoi *franco* contre mandat-poste ou valeur sur Paris.

ŒUVRES MATHÉMATHIQUES

DE RIEMANN,

TRADUITES

Par L. LAUGEL,

Avec une préface de M. HERMITE et un discours de M. Félix KLEIN.

Un beau volume grand in-8, avec figures; 1898........... **14 fr.**

TRAITÉ

D'ALGÈBRE SUPÉRIEURE

Par Henri WEBER,

Professeur de Mathématiques à l'Université de Strasbourg.

Traduit de l'allemand sur la deuxième édition

Par J. GRIESS,

Ancien Élève de l'École Normale Supérieure,
Professeur de Mathématiques au Lycée Charlemagne.

PRINCIPES. — RACINES DES ÉQUATIONS.
GRANDEURS ALGÉBRIQUES. — THÉORIE DE GALOIS.

Un beau volume grand in-8 de XII-764 pages; 1898........ **22 fr.**

1

LES MÉTHODES NOUVELLES

DE LA

MÉCANIQUE CÉLESTE,

Par H. POINCARÉ,

Membre de l'Institut, Professeur à la Faculté des Sciences,

TROIS BEAUX VOLUMES GRAND IN-8, SE VENDANT SÉPARÉMENT :

TOME I : Solutions périodiques. Non-existence des intégrales uniformes. Solutions asymptotiques 1892.. **12 fr.**

TOME II : Méthodes de MM. Newcomb, Gyldén, Lindstedt et Bohlin; 1894. **14 fr.**

TOME III : Invariants intégraux. Stabilité. Solutions périodiques du deuxième genre. Solutions doublement asymptotiques.. .... **13 fr.**

LEÇONS

SUR LA

THÉORIE DES MARÉES,

PROFESSÉES AU COLLÈGE DE FRANCE

Par Maurice LÉVY,

Membre de l'Institut, Inspecteur général des Ponts et Chaussées, Professeur au Collège de France.

DEUX BEAUX VOLUMES IN-4, AVEC FIGURES, SE VENDANT SÉPARÉMENT :

Iʳᵉ PARTIE : Théories élémentaires. Formules pratiques de la prévision des marées, avec figures; 1898.. **14 fr.**

IIᵉ PARTIE : Théorie de Laplace. Marées terrestres .... (*En préparation.*)

LEÇONS NOUVELLES

D'ANALYSE INFINITÉSIMALE

ET SES APPLICATIONS GÉOMÉTRIQUES.

Par M. MÉRAY,

Professeur à la Faculté des Sciences de Dijon.

(Ouvrage honoré d'une souscription du Ministère de l'Instruction publique.)

4 VOLUMES GRAND IN-8, SE VENDANT SÉPARÉMENT :

Iʳᵉ PARTIE : Principes généraux ; 1894 .... **13 fr.**

IIᵉ PARTIE : Étude monographique des principales fonctions d'une variable; 1895.. **14 fr.**

IIIᵉ PARTIE : Questions analytiques classiques ; 1897.. .... **6 fr.**

IVᵉ PARTIE : Applications géométriques classiques; 1898 .... **7 fr.**

LEÇONS ÉLÉMENTAIRES

SUR LA THÉORIE DES FORMES

ET SES APPLICATIONS GÉOMÉTRIQUES,

A L'USAGE DES CANDIDATS A L'AGRÉGATION DES SCIENCES MATHÉMATIQUES.

Par H. ANDOYER,
Maître de Conférences à la Faculté des Sciences de Paris.

UN VOLUME IN-4 DE VI-184 PAGES, AUTOGRAPHIÉ; 1898.... **8 FR.**

COURS DE PHYSIQUE

A L'USAGE DES CANDIDATS AUX ÉCOLES SPÉCIALES
(conforme aux derniers programmes),

PAR

James CHAPPUIS,
Agrégé Docteur ès Sciences,
Professeur de Physique générale
à l'École Centrale
des Arts et Manufactures.

Alphonse BERGET,
Docteur ès Sciences,
Attaché au Laboratoire des recherches
physiques à la Sorbonne.

UN BEAU VOLUME, GRAND IN-8 ($23^{cm} \times 16^{cm}$) DE IV-697 PAGES,
AVEC 465 FIGURES.

Broché.................... **14 fr.** | Relié cuir souple.......... **17 fr.**

DISTRIBUTION DE L'ÉNERGIE

PAR COURANTS POLYPHASÉS,

Par J. RODET,
Ingénieur des Arts et Manufactures.

Un volume in-8 de VIII-338 pages, avec figures; 1898....... **8 fr.**

LEÇONS ÉLÉMENTAIRES

D'ACOUSTIQUE ET D'OPTIQUE

A L'USAGE DES CANDIDATS AU CERTIFICAT D'ÉTUDES PHYSIQUES,
CHIMIQUES ET NATURELLES (P. C. N.).

Par Ch. FABRY,
Professeur adjoint à la Faculté des Sciences de Marseille.

Un volume in-8, avec 205 figures; 1898............... **7 fr. 50 c.**

COMPOSITIONS D'ANALYSE
CINÉMATIQUE, MÉCANIQUE ET ASTRONOMIE
données depuis 1869 à la Sorbonne pour la Licence ès Sciences mathématiques.

ÉNONCÉS ET SOLUTIONS,

Par E. VILLIÉ,
Ancien Ingénieur des Mines, Docteur ès Sciences,
Professeur à la Faculté libre des Sciences de Lille.

- 3 VOLUMES IN-8 AVEC FIGURES, SE VENDANT SÉPARÉMENT :

Ire PARTIE: Compositions données depuis 1869. In-8 ; 1885.......... **9 fr.**
IIe PARTIE : Compositions données depuis 1885. In-8 ; 1890.......... **8 fr. 50 c.**
IIIe PARTIE: Compositions données depuis 1889. In-8 ; 1898.......... **8 fr.**

COURS DE GÉOMÉTRIE DE LA FACULTÉ DES SCIENCES

LEÇONS SUR LA THÉORIE GÉNÉRALE DES
SURFACES
ET LES
APPLICATIONS GÉOMÉTRIQUES DU CALCUL INFINITÉSIMAL
Par G. DARBOUX,
Membre de l'Institut, Doyen de la Faculté des Sciences.

4 VOLUMES GRAND IN-8, AVEC FIGURES, SE VENDANT SÉPARÉMENT :

Ire PARTIE: Généralités. Coordonnées curvilignes. Surfaces minima ; 1887.. **15 fr.**
IIe PARTIE : Les congruences et les équations linéaires aux dérivées partielles.
Des lignes tracées sur les surfaces ; 1889............................... **15 fr.**
IIIe PARTIE : Lignes géodésiques et courbure géodésique. — Paramètres différentiels.
— Déformation des surfaces ; 1894................................... **15 fr.**
IVe PARTIE : Déformation infiniment petite et représentation sphérique ; 1896. **15 fr.**

LEÇONS SUR LES
SYSTÈMES ORTHOGONAUX
ET LES COORDONNÉES CURVILIGNES,
Par G. DARBOUX,
Membre de l'Institut, Doyen de la Faculté des Sciences.

DEUX VOLUMES GRAND IN-8, AVEC FIGURES, SE VENDANT SÉPARÉMENT :

TOME I : Volume de VI-338 pages ; 1898........................... **10 fr.**
TOME II .... (*Sous presse.*)

COURS DE PHYSIQUE

DE L'ÉCOLE POLYTECHNIQUE,

Par M. J. JAMIN.

QUATRIÈME ÉDITION, AUGMENTÉE ET ENTIÈREMENT REFONDUE

Par M. E. BOUTY,

Professeur à la Faculté des Sciences de Paris.

Quatre tomes in-8, de plus de 4000 pages, avec 1587 figures et 14 planches sur acier, dont 2 en couleur; 1885-1891. (OUVRAGE COMPLET).. **72 fr.**

On vend séparément :

TOME I. — **9 fr.**

(*) 1er fascicule. — *Instruments de mesure. Hydrostatique;* avec 150 figures et 1 planche.................................... 5 fr.
2e fascicule. — *Physique moléculaire;* avec 93 figures... 4 fr.

TOME II. — CHALEUR. — **15 fr.**

(*) 1er fascicule. — *Thermométrie, Dilatations;* avec 98 fig. 5 fr.
(*) 2e fascicule. — *Calorimétrie;* avec 48 fig. et 2 planches... 5 fr.
3e fascicule. — *Thermodynamique. Propagation de la chaleur;* avec 47 figures.............................. 5 fr.

TOME III. — ACOUSTIQUE; OPTIQUE. — **22 fr.**

1er fascicule. — *Acoustique;* avec 123 figures............ 4 fr.
(*) 2e fascicule. — *Optique géométrique;* avec 139 figures et 3 planches... 4 fr.
3e fascicule. — *Étude des radiations lumineuses, chimiques et calorifiques; Optique physique;* avec 249 fig. et 5 planches, dont 2 planches de spectres en couleur.............. 14 fr.

TOME IV (1re Partie). — ÉLECTRICITÉ STATIQUE ET DYNAMIQUE. — **13 fr.**

1er fascicule. — *Gravitation universelle. Électricité statique;* avec 155 figures et 1 planche........................... 7 fr.
2e fascicule. — *La pile. Phénomènes électrothermiques et électrochimiques;* avec 161 figures et 1 planche........ 6 fr.

(*) Les matières du programme d'admission à l'École Polytechnique sont comprises dans les parties suivantes de l'Ouvrage : Tome I, 1er fascicule; Tome II, 1er et 2e fascicules; Tome III, 2e fascicule.

ÉLÉMENTS DE LA THÉORIE

DES

FONCTIONS ELLIPTIQUES

PAR

Jules TANNERY,
Sous-Directeur des Études scientifiques à l'École Normale supérieure,

Jules MOLK,
Professeur à l'Université de Nancy.

QUATRE VOLUMES GRAND IN-8, SE VENDANT SÉPARÉMENT.

Tome I : Introduction. Calcul différentiel (Iʳᵉ Partie); 1893........ **7 fr. 50 c.**
Tome II : Calcul différentiel (IIᵉ Partie); 1896.................... **9 fr.** »
Tome III : Calcul intégral (Iʳᵉ Partie); 1898...................... **8 fr. 50 c.**
Tome IV : Calcul intégral (IIᵉ Partie) et Applications........... (*Sous presse.*)

LEÇONS SUR L'ÉLECTRICITÉ

PROFESSÉES A L'INSTITUT ÉLECTROTECHNIQUE MONTEFIORE
ANNEXÉ A L'UNIVERSITÉ DE LIÉGE,

Par M. Eric GÉRARD,
Directeur de l'Institut Électrotechnique Montefiore.

5ᵉ ÉDITION, REFONDUE ET COMPLÉTÉE.

Tome I : Théorie de l'Électricité et du Magnétisme. Électrométric. Théorie et construction des générateurs et des transformateurs électriques, avec 381 figures; 1897.............................. **12 fr.**

Tome II : Canalisation et distribution de l'énergie électrique. Application de l'électricité à la télégraphie et à la téléphonie, à la production et à la transmission de la puissance motrice, à la traction, à l'éclairage et à la métallurgie. Avec 378 figures; 1898.............................. **12 fr.**

ENCYCLOPÉDIE DES TRAVAUX PUBLICS

ET ENCYCLOPÉDIE INDUSTRIELLE

Fondées par M.-C. LECHALAS, Inspecteur général des Ponts et Chaussées.

TRAITÉ DES MACHINES A VAPEUR

RÉDIGÉ CONFORMÉMENT AU PROGRAMME DU COURS DE MACHINES A VAPEUR
DE L'ÉCOLE CENTRALE.

PAR

ALHEILIG,
Ingénieur de la Marine,
Ex-Professeur à l'École d'application
du Génie maritime.

Camille ROCHE,
Industriel,
Ancien Ingénieur de la Marine.

DEUX BEAUX VOLUMES GRAND IN-8, SE VENDANT SÉPARÉMENT (E. I.) :

TOME I : Thermodynamique théorique et applications. La machine à vapeur et les métaux qui y sont employés. Puissance des machines, diagrammes indicateurs. Freins. Dynamomètres. Calcul et dispositions des organes d'une machine à vapeur. Régulation, épures de détente et de régulation. Théorie des mécanismes de distribution, détente et changement de marche. Condensation, alimentation. Pompes de service. — Volume de XI-604 pages, avec 412 figures; 1895................................. **20 fr.**

TOME II : Forces d'inertie. Moments moteurs. Volants régulateurs. Description et classification des machines. Machines marines. Moteurs à gaz, à pétrole et à air chaud. Graissage, joints et presse-étoupes. Montage des machines et essais des moteurs. Passation des marchés. Prix de revient, d'exploitation et de construction. Servo-moteurs. Tables numériques. — Volume de IV-560 pages, avec 281 figures; 1895...... **18 fr.**

CHEMINS DE FER

MATÉRIEL ROULANT. RÉSISTANCE DES TRAINS. TRACTION.

PAR

E. DEHARME,
Ingénieur principal du Service central
de la Compagnie du Midi.

A. PULIN,
Ingénieur, Inspecteur principal
de l'Atelier central des chemins de fer
du Nord.

Un volume grand in-8, XXII-441 pages, 95 figures, 1 planche; 1895 (E.I.). **15 fr.**

VERRE ET VERRERIE

PAR

Léon APPERT et Jules HENRIVAUX,
Ingénieurs.

Grand in-8, avec 130 figures et 1 atlas de 14 planches; 1894 (E. I.).... **20 fr.**

COURS DE CHEMINS DE FER

PROFESSÉ A L'ÉCOLE NATIONALE DES PONTS ET CHAUSSÉES,

Par M. C. BRICKA,

Ingénieur en chef de la voie et des bâtiments aux Chemins de fer de l'État.

DEUX VOLUMES GRAND IN-8; 1894 (E. T. P.)

TOME I : Études. — Construction. — Voie et appareils de voie. — Volume de VIII-634 pages avec 326 figures; 1894 . . . . **20 fr.**

TOME II : Matériel roulant et Traction. — Exploitation technique. — Tarifs. — Dépenses de construction et d'exploitation. — Régime des concessions. — Chemins de fer de systèmes divers. — Volume de 709 pages, avec 177 figures; 1894 . . . . . **20 fr.**

COUVERTURE DES ÉDIFICES

ARDOISES, TUILES, MÉTAUX, MATIÈRES DIVERSES,

Par M. J. DENFER,

Architecte, Professeur à l'École Centrale.

UN VOLUME GRAND IN-8, AVEC 429 FIG.; 1893 (E. T. P.).. **20 FR.**

CHARPENTERIE MÉTALLIQUE

MENUISERIE EN FER ET SERRURERIE,

Par M. J. DENFER,

Architecte, Professeur à l'École Centrale.

DEUX VOLUMES GRAND IN-8; 1894 (E. T. P.).

TOME I : Généralités sur la fonte, le fer et l'acier. — Résistance de ces matériaux. — Assemblages des éléments métalliques. — Chaînages, linteaux et poitrails. — Planchers en fer. — Supports verticaux. Colonnes en fonte. Poteaux et piliers en fer. — Grand in-8 de 584 pages avec 479 figures; 1894 . . . . **20 fr.**

TOME II : Pans métalliques. — Combles. — Passerelles et petits ponts. — Escaliers en fer. — Serrurerie. (Ferrements des charpentes et menuiseries. Paratonnerres. Clôtures métalliques. Menuiserie en fer. Serres et vérandas). — Grand in-8 de 626 pages avec 571 figures; 1894 . . . . **20 fr.**

ÉLÉMENTS ET ORGANES DES MACHINES

Par M. Al. GOUILLY,

Ingénieur des Arts et Manufactures.

GRAND IN-8 DE 406 PAGES, AVEC 710 FIG.; 1894 (E. I.) . . . . **12 FR.**

BLANCHIMENT ET APPRÊTS

TEINTURE ET IMPRESSION

PAR

Ch.-Er. GUIGNET,
Directeur des teintures aux Manufactures nationales
des Gobelins et de Beauvais.

F. DOMMER,
Professeur à l'École de Physique
et de Chimie industrielles
de la Ville de Paris.

E. GRANDMOUGIN,
Chimiste, ancien préparateur à l'École de Chimie de Mulhouse.

UN VOLUME GRAND IN-8 DE 674 PAGES, AVEC 368 FIGURES ET ÉCHAN-
TILLONS DE TISSUS IMPRIMÉS; 1895 (E. I.)....... **30 FR.**

CONSTRUCTION PRATIQUE des NAVIRES de GUERRE

Par M. A. CRONEAU,

Ingénieur de la Marine,
Professeur à l'École d'application du Génie maritime.

DEUX VOLUMES GRAND IN-8 ET ATLAS; 1894 (E. I.).

TOME I : Plans et devis. — Matériaux. — Assemblages. — Différents types de na-
vires. — Charpente. — Revêtement de la coque et des ponts. — Gr. in-8 de 379 pages
avec 305 fig. et un Atlas de 11 pl. in-4° doubles, dont 2 en trois couleurs; 1894. **18** fr.
TOME II : Compartimentage. — Cuirassement. — Pavois et garde-corps. — Ouver-
tures pratiquées dans la coque, les ponts et les cloisons. — Pièces rapportées sur la
coque. — Ventilation. — Service d'eau. — Gouvernails. — Corrosion et salissure. —
Poids et résistance des coques. — Grand in-8 de 616 pages avec 359 fig.; 1894. **15** fr.

PONTS SOUS RAILS ET PONTS-ROUTES A TRAVÉES MÉTALLIQUES INDÉPENDANTES.

FORMULES, BARÈMES ET TABLEAUX

Par Ernest HENRY,

Inspecteur général des Ponts et Chaussées.

UN VOLUME GRAND IN-8, AVEC 267 FIG.; 1894 (E. T. P.).. **20** FR.

Calculs rapides pour l'établissement des projets de ponts métalliques et pour le con-
trôle de ces projets, sans emploi des méthodes analytiques ni de la statique graphique
(économie de temps et certitude de ne pas commettre d'erreurs).

TRAITÉ DES INDUSTRIES CÉRAMIQUES

TERRES CUITES.
PRODUITS RÉFRACTAIRES. FAÏENCES. GRÈS. PORCELAINES.

Par E. BOURRY,

Ingénieur des Arts et Manufactures.

GRAND IN-8, DE 755 PAGES, AVEC 349 FIG.; 1897 (E. I.). **20** FR.

MANUEL DE DROIT ADMINISTRATIF

SERVICE DES PONTS ET CHAUSSÉES ET DES CHEMINS VICINAUX,

Par M. Georges LECHALAS;
Ingénieur en chef des Ponts et Chaussées.

DEUX VOLUMES GRAND IN-8, SE VENDANT SÉPARÉMENT (E. T. P.).

TOME I : Notions sur les trois pouvoirs. Personnel des Ponts et Chaussées. Principes d'ordre financier. Travaux intéressant plusieurs services. Expropriations. Dommages et occupations temporaires. — Volume de CXLVII-536 pages ; 1889......... **20 fr.**

TOME II (Ire PARTIE) : Participation des tiers aux dépenses des travaux publics. Adjudications. Fournitures. Régie. Entreprises. Concessions. — Volume de VIII-399 pages ; 1893.. **10 fr.**

IIe PARTIE : Principes généraux de police : Grande voirie. Simple police. Roulage. — Domaine public : Consistance et condition juridique. Délimitation. Redevances et perceptions diverses. Produits naturels. Concessions. Occupations temporaires. Grand in-8 ; 1898... **10 fr.**

COURS DE GÉOMÉTRIE DESCRIPTIVE

ET DE GÉOMÉTRIE INFINITÉSIMALE,

Par M. Maurice D'OCAGNE,
Ingénieur des Ponts et Chaussées, Professeur à l'École des Ponts et Chaussées,
Répétiteur à l'École Polytechnique.

UN VOLUME GRAND IN-8, DE XI-428 PAGES, AVEC 340 FIGURES ; 1896 (E T. P.)........... .... 12 FR.

BIBLIOTHÈQUE
PHOTOGRAPHIQUE

La Bibliothèque photographique se compose de plus de 200 volumes et embrasse l'ensemble de la Photographie considérée au point de vue de la science, de l'art et des applications pratiques.

A côté d'Ouvrages d'une certaine étendue, comme le *Traité* de M. Davanne, le *Traité encyclopédique* de M. Fabre, le *Dictionnaire de Chimie photographique* de M. Fourtier, la *Photographie médicale* de M. Londe, etc., elle comprend une série de monographies nécessaires à celui qui veut étudier à fond un procédé et apprendre les tours de main indispensables pour le mettre en pratique. Elle s'adresse donc aussi bien à l'amateur qu'au professionnel, au savant qu'au praticien.

PETITS CLICHÉS ET GRANDES ÉPREUVES.

GUIDE PHOTOGRAPHIQUE DU TOURISTE CYCLISTE.
Par Jean BERNARD et L. TOUCHEBEUF.

In-18 jésus ; 1898................................. **2 fr. 75 c.**

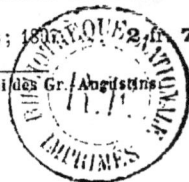

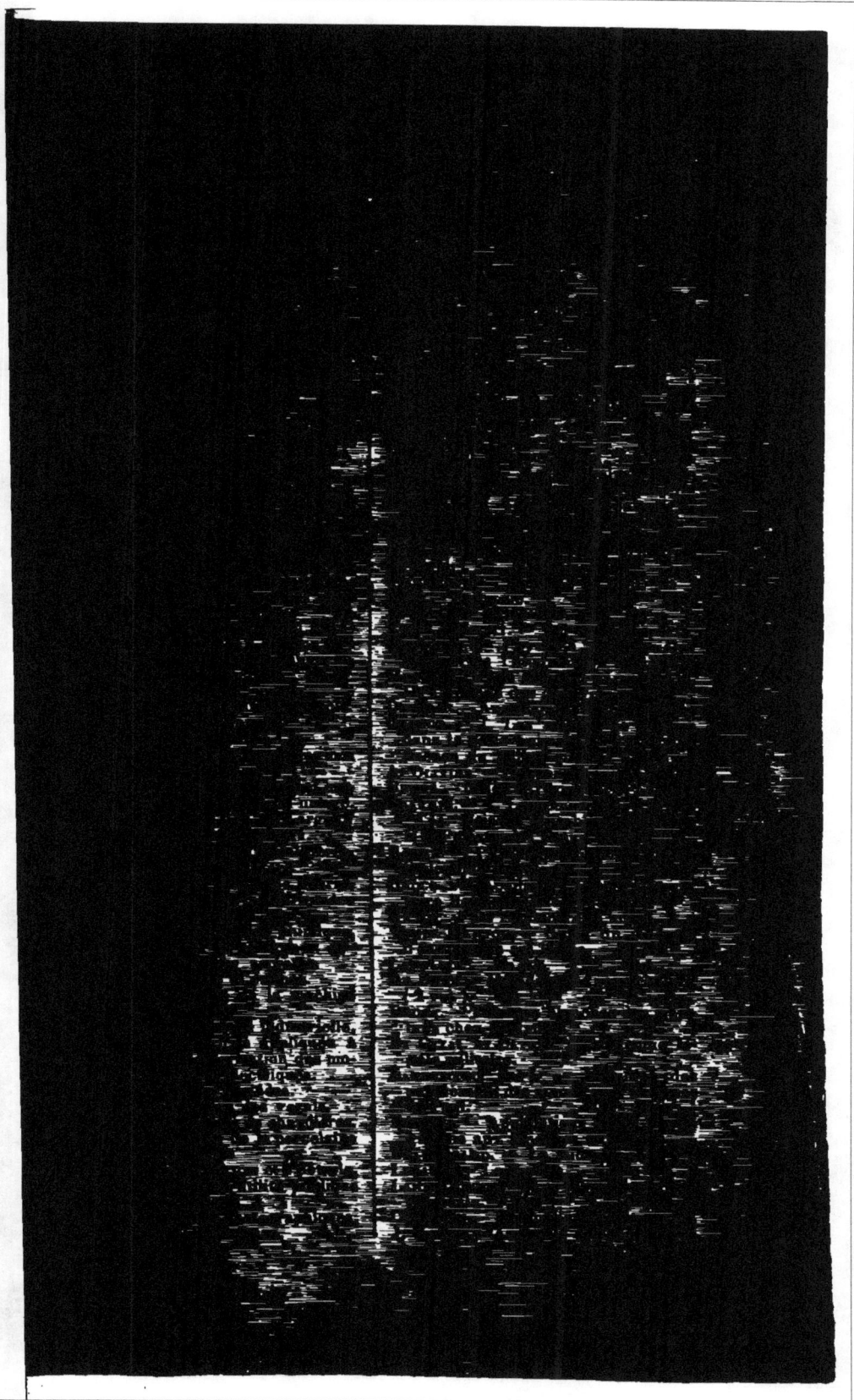

ENCYCLOPÉDIE SCIENTIFIQUE DES AIDE-MÉMO

Ouvrages parus

Section de l'Ingénieur

DE MARCHENA. — Machines frigorifiques (2 vol.).
PRUD'HOMME. — Teinture et impression.
SOREL. — I. La rectification de l'alcool — II. La distillation.
DE BILLY. — Fabrication de la fonte.
HENNEBERT (Ct). — I. La fortification. — II. Les torpilles sèches. — III. Bouches à feu. — IV. Attaque des places. — V. Travaux de campagne. — VI. Communications militaires.
CASPARI. — Chronomètres de marine.
LOUIS JACQUET. — La fabrication des eaux-de-vie.
DUDEBOUT et CRONEAU. — Appareils accessoires des chaudières à vapeur.
C. BOURLET. — Bicycles et bicyclettes.
H. LÉAUTÉ et A. BÉRARD. — Transmissions par câbles métalliques.
DE LA BAUME PLUVINEL. — La théorie des procédés photographiques.
HATT. — Les marées.
H. LAURENT. — I. Théorie des jeux de hasard. — II. Assurances sur la vie. — III. Opérations financières.
Ct VALLIER. — Balistique (2 vol.). — Projectiles. Fusées. Cuirasses (2 vol.).
LELOUTRE. — Le fonctionnement des machines à vapeur.
DARIÈS. — Cubature des terrasses.
SIDERSKY. — I. Polarisation et saccharimétrie. — II. Constantes physiques.
NIEWENGLOWSKI. — Applications scientifiques de la photographie.
ROCQUES (X.). — Alcools et eaux-de-vie.
MOESSARD. — Topographie.
BOURSAULT. — Calcul du temps de pose.
SÉGUELA. — Les tramways.
LEFÈVRE (J.). — I. La Spectroscopie. — II. La Spectrométrie. — III. Éclairage électrique. — IV. Éclairage aux gaz, aux huiles, aux acides gras.
BARILLOT (E.). — Distillation des bois.
MOISSAN et OUVRARD. — Le nickel.
URBAIN. — Les succédanés du chiffon en papeterie.
LOPPÉ. — I. Accumulateurs électriques. — II. Transformateurs de tension.
ARIÈS. — I. Chaleur et énergie. — II. Thermodynamique.
FABRY. — Piles électriques.
HENRIET. — Les gaz de l'atmosphère.
DUMONT. — Électromoteurs.
MINET (A.). — I. L'Électro-métallurgie. — II. Les fours électriques. — III. L'électro-chimie.
DUFOUR. — Tracé d'un chemin de fer.
MIRON (F.). — Les huiles minérales.
BORNECQUE. — Armement portatif.

Section du Biologiste

CASTEX. — Hygiène de la voix.
MERKLEN. — Maladies du cœur.
G. ROCHÉ. — Les grandes pêches ritimes modernes de la France.
OLLIER. — I. Résections sous-tees. — II. Résections des articulations.
LETULLE. — Pus et suppuration.
CRITZMAN. — Le cancer.
ARMAND GAUTIER. — La chimie de la cellule vivante.
SÉGLAS. — Le délire des négations.
STANISLAS MEUNIER. — Les météor
GRÉHANT. — Les gaz du sang.
NOCARD. — Les tuberculoses animales et la tuberculose humaine.
MOUSSOUS. — Maladies congénitales du cœur.
BERTHAULT. — Les prairies (2 vol.).
TROUESSART. — Parasites des habitations humaines.
LAMY. — Syphilis des centres nerveux.
RECLUS. — La cocaïne en chirurgie.
THOULET. — Océanographie pratique.
HOUDAILLE. — Météorologie agricole.
VICTOR MEUNIER. — Sélection et perfectionnement animal.
HENOCQUE. — Spectroscopie biologique.
GALIPPE et BARRÉ. — Le pain (2 vol.).
LE DANTEC. — I. La matière vivante. II. La Bactéridie charbonneuse. III. La Forme spécifique.
L'HOTE. — Analyse des engrais.
LARBALÉTRIER. — Les tourteaux. Résidus industriels employés comme engrais (2 vol.).
LE DANTEC et BÉRARD. — Les spermatozoaires.
DEMMLER. — Soins aux malades.
DALLEMAGNE. — Études sur la criminalité (3 vol.).
BRAULT. — Des artérites (2 vol.).
RATAZ. — Reconstitution du vignoble.
EHLERS. — L'Ergotisme.
BONNIER. — L'Oreille (5 vol.).
DESMOULINS. — Conservation des produits et denrées agricoles.
LOVERDO. — Le ver à soie.
DUBREUILH et BEILLE. — Les parasites animaux de la peau humaine.
KAYSER. — Les levures.
COLLET. — Troubles auditifs des maladies nerveuses.
LOUTRÉ. — Essences forestières.
MONOD. — L'Appendicite.
DALLEMAGNE. — La Volonté (3 vol.).
DELOBELLE et COZETTE. La Vaccine

www.ingramcontent.com/pod-product-compliance
Lightning Source LLC
Chambersburg PA
CBHW071647200326
41519CB00012BA/2424